AF493411

RESTAURATION

DES

CICATRICES VICIEUSES

PAR

LE DOCT[r] **DECÈS**,

Chirurgien en chef de l'Hôtel-Dieu de Reims, Professeur à l'Ecole préparatoire de Médecine, Membre correspondant de l'Académie impériale de Médecine de Paris et de la Société de Chirurgie, etc.

PARIS,

GERMER-BAILLIÈRE, LIBRAIRE,

17, rue de l'École-de-Médecine.

LONDRES ET NEW-YORK, H. BAILLIÈRE.

MADRID, CH. BAILLY-BAILLIÈRE.

1859.

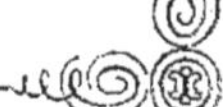

DÉPÔT LÉGAL
69

RESTAURATION

DES

CICATRICES VICIEUSES.

Te 56
77

Reims, Imprimerie de E. LUTON, rue Trudaine, 2, et place Royale, 5.

RESTAURATION

DES

CICATRICES VICIEUSES

PAR

LE DOCT^r **DECÈS**,

Chirurgien en chef de l'Hôtel-Dieu de Reims, Professeur à l'Ecole préparatoire de Médecine, Membre correspondant de l'Académie impériale de Médecine de Paris et de la Société de Chirurgie, etc.

...EQUE IMPÉRIALE ... IMPR.

PARIS,

GERMER-BAILLIÈRE, LIBRAIRE,

17, rue de l'École-de-Médecine.

LONDRES ET NEW-YORK, H. BAILLIÈRE. ‖ MADRID, CH. BAILLY-BAILLIÈRE.

1859.

A Arthur DECÈS,

Docteur en Médecine ; Chirurgien-Adjoint à l'Hôtel-Dieu de Reims ; Professeur suppléant à l'École préparatoire de Médecine de la même ville ; ancien Secrétaire et ex-Vice-Président de la Société médicale d'Observation de Paris ; Membre honoraire et ancien Membre titulaire de la Société Anatomique ; ancien Interne des hôpitaux de Paris (médaille de Bronze); Médaille du Gouvernement (choléra, 1854); lauréat de la Société de Chirurgie de Paris (prix Duval), etc.

Mon cher Fils,

Ta vocation, en t'appelant à parcourir la carrière que je suivais, m'obligea d'ajouter aux conseils du père l'enseignement du maître ; il me fallut donc redoubler d'efforts pour te donner les principes et les exemples dont tu avais besoin : tel fut le mobile qui m'engagea à compléter un certain nombre de faits demeurés jusque-là isolés et sans but. C'est de cette époque que datent notamment mes recherches et mes travaux sur la Restauration des cicatrices vicieuses, et comme je pensais surtout à toi en m'en occupant, il m'a semblé naturel de te les adresser.

Tu connais la valeur des travaux de Dupuytren, de Delpech, de Dieffenbach et de tous les chirurgiens anciens et modernes qui s'en sont occupés, et tu sais aussi combien étaient rares les succès des divers traitements qu'ils avaient institués contre ces difformités; tu t'expliqueras donc comment j'ai pu être malheureux moi-même en suivant leurs traces. J'ai commencé aussi par échouer ; mais après en avoir cherché la cause, je me suis appliqué à l'éviter. De là l'origine première de ces travaux qui ne furent en quelque sorte que continués pendant le cours de tes études; il me suffit pour les compléter plus tard, en effet, de généraliser les principes qu'ils contenaient et d'étendre ceux-ci de la variété à l'espèce, à mesure que des cas analogues se présentaient.

Cependant ces recherches comme tant d'autres fussent restées ignorées et stériles sans toi et si ton séjour à Paris, en m'engageant à m'y rendre, ne m'eût fourni l'occasion de les présenter à la Société de Chirurgie. J'en fis l'objet, comme tu sais, de deux communications principales : la première, au mois de Décembre 1852; la seconde, deux ans plus tard, c'est-à-dire au commencement de 1855. A cette dernière date, j'avais terminé ce travail dans lequel se trouvait fondu celui de ma première communication et pus ainsi le soumettre, dans sa teneur actuelle, à l'appréciation des chirurgiens distingués des hôpitaux de Paris qui composent cette savante Société.

Cette démarche m'a valu, comme tu le sais, mon ami, de rencontrer dans M. Verneuil un rapporteur plein d'indulgence et de bonté, et à la Société de Chirurgie elle-même, un rapport remarquable, œuvre sérieuse et de haute portée. Tu ne seras donc pas surpris de me voir saisir la première occasion que je rencontre d'exprimer ma gratitude au savant rapporteur pour la manière bienveillante avec laquelle il a apprécié mon travail, et à la Société de Chirurgie elle-même, pour l'honneur qu'elle lui a fait, en le jugeant digne d'être imprimé parmi ses Mémoires et en me nommant, à son occasion, l'un de ses Membres correspondants.

Comme j'étais loin de m'attendre à cette honorable distinction, j'avais livré ce travail à l'impression, et celle-ci était terminée depuis quelque temps déjà, quand j'appris la décision de la Société. Cette circonstance t'explique le long retard apporté à sa publication.

Mais ce retard qui date déjà de plusieurs années, n'a pas été sans quelque utilité, puisqu'il m'a permis de recueillir un certain nombre de nouveaux faits et d'arriver ainsi à soumettre les premiers à la sanction d'une expérience plus complète. C'est ainsi que j'ai pu rapprocher les plus récents de leurs aînés et les grouper de manière à faire figurer chacun d'eux à sa place naturelle, et à les présenter dans un résumé d'ensemble qui permet de constater d'un simple coup-d'œil jusqu'à quel point les principes, les méthodes et les procédés que j'ai développés dans mon travail sur la Restauration des cicatrices vicieuses, concordent avec les éléments qui m'ont servi à les étayer.

C'est ce résumé, mon ami, que j'ai présenté au mois de Mars 1858 à la Société de Chirurgie, et qui va servir tout à la fois de préambule et de complément à cet ouvrage. Ce complément, devenu nécessaire aujourd'hui, ne serait pas toutefois complet, si je ne le faisais suivre de quelques notes analytiques et critiques sur l'ensemble de mon mémoire, notes qu'il m'a été donné d'extraire du savant rapport de M. Verneuil; car, malgré mes recherches consciencieuses, malgré mon vif désir d'être complet et juste envers mes prédécesseurs, M. Verneuil y a signalé des omissions et quelques erreurs que j'ai hâte de réparer. Je le remercie donc de m'avoir généreusement permis d'user de son travail et de me procurer ainsi la meilleure occasion de pallier mes torts.

Cependant, malgré ma juste déférence pour les critiques de mon rapporteur et pour celles des chirurgiens distingués qui ont pris part à la discussion que son travail a suscitée au sein de la Société de Chirurgie, tu comprendras, mon ami, qu'il ait pu me paraître utile d'éclaircir le sens de quelques-unes de mes propositions qui ont été attaquées, et de répondre en même temps à quelques objections qui ne me paraissent pas suffisamment fondées. Je le ferai d'ailleurs très-brièvement, car je suis bien persuadé que plusieurs d'entre elles ne se fussent probablement pas présentées à l'esprit de mes honorables contradicteurs, si la longueur de mon mémoire n'eût été une cause naturelle de quelques oublis, et si, d'autre part, l'étendue considérable du rapport lui-même n'eût laissé au temps écoulé pendant sa lecture, l'occasion d'effacer de la mémoire plusieurs des observations qui m'avaient servi à les motiver et à les justifier.

§ I.

Résumé complémentaire.

Pendant longtemps la restauration des cicatrices vicieuses fut une source de déceptions pour moi. A peine avais-je divisé les cicatrices adhérentes pour isoler les organes qu'elles réunissaient, que de nouvelles adhérences venaient les remplacer ; à peine avais-je allongé les cicatrices trop courtes par des coupes en travers, que les bords de celles-ci se rapprochaient et que la difformité renaissait : la récidive était donc la règle.

Devais-je me consoler de n'être pas plus malheureux que d'autres, ou plutôt, ne valait-il pas mieux chercher d'autres voies pour atteindre la guérison? C'est à ce dernier parti que je m'arrêtai.

Je dois dire que j'y fus fortement encouragé par la vue d'une pauvre femme qui vint réclamer mes soins en 1839 pour un rétrécissement si considérable de la bouche, qu'elle ne pouvait plus manger ni parler. Déjà opérée deux fois de cette cruelle affection par Blandin, à l'Hôtel-Dieu de Paris, elle n'avait obtenu chaque fois qu'une amélioration temporaire, et la dernière récidive avait même ajouté à sa triste position.

Vivement préoccupé tout d'abord d'en découvrir la cause, j'arrivai bientôt à reconnaître qu'elle était due au travail de réunion qui s'était effectué simultanément sur toutes les granulations, et notamment dans les angles qui séparaient les lèvres divisées. Chaque fois, en effet, le travail adhésif avait paru commencer par ces angles, et cela malgré la présence de deux agrafes d'argent solidement assujetties dans leur écartement par des lacs puissants qui les attiraient en arrière pour s'opposer à leur rapprochement.

Ce point de départ me frappa particulièrement ; aussi, après y avoir réfléchi, espérai-je prévenir la récidive en interposant dans cet angle un lambeau muqueux dont la prompte réunion à la peau préviendrait toute nouvelle adhésion en isolant le travail de cicatrisation qui ne devait s'effectuer qu'ultérieurement sur les lèvres voisines. Tel fut le premier motif qui me conduisit à greffer un lambeau autoplastique dans leur angle de séparation. Mais j'en entrevoyais en même temps un second non moins précieux, c'était de trouver dans sa présence un moyen assuré de reconstituer une nouvelle commissure dans le lieu d'élection.

Une fois ces vues bien arrêtées, voici comment je procédai : je saisis toute l'étendue de la cicatrice unissante entre les mors d'une pince et pratiquai au-dessus et au-dessous d'eux, deux incisions parallèles qui me servirent à élargir la bouche en allongeant les lèvres un peu au-delà de leur réunion accidentelle. Saisissant alors le lambeau détaché par cette double incision, je divisai sa racine jusqu'à la muqueuse exclusivement par une coupe demi-circulaire à concavité antérieure. Cette muqueuse fut ensuite isolée dans une longueur convenable pour en faire un lambeau suffisant, puis réséquée et appliquée par sa face saignante sur l'angle de séparation et son extrémité réunie par un point de suture à la peau voisine.

Je ne m'étais pas trompé; ce lambeau, bien que sillonné par deux incisions antérieures, bien que labouré par des cicatrices qu'y avaient laissées d'anciens ulcères rongeants, fut promptement réuni et reconstitua une nouvelle commissure, qui, déjà solidement établie quand la cicatrisation commença sur les lèvres voisines, isola ce travail, prévint toute réunion et par conséquent une nouvelle récidive.

En résumé, le succès fut complet et durable.

Mais ce succès ne devait pas rester isolé. Je tardai peu, en effet, à entrevoir les analogies qui rapprochaient cette cicatrice vicieuse des autres cicatrices unissantes, et je fus conduit à conclure que, puisque ce procédé avait réussi contre cette variété, il y avait lieu d'espérer qu'il réussirait également contre toutes les variétés qui lui ressemblaient.

Je dus attendre cependant un certain temps avant de vérifier expérimentalement la justesse de cette conclusion. L'occasion finit enfin par se présenter. Il s'agissait dans un premier cas d'une palmature de la main droite, dans laquelle les *cinq doigts étaient réunis entre eux* dans presque toute leur longueur.

Pour être conséquent avec le principe qui m'avait guidé une première fois, je devais encore ici détacher les cicatrices unissantes et les employer pour interrompre la ligne angulaire susceptible d'adhésion et pour reconstituer de nouvelles commissures; c'est en effet ce que je fis en procédant de la manière suivante : Après avoir isolé jusqu'à leur base et à l'aide de deux coupes parallèles, chacune des cicatrices qui réunissaient les doigts entre eux, je fis glisser les lambeaux obtenus jusqu'au lieu d'élection et les y maintins assujettis jusqu'à ce qu'ils y fussent solidement greffés. Une fois cette adhésion bien établie, et par conséquent les nouvelles commissures reconstituées, chacun des doigts put se cicatriser isolément et ne montra plus de tendance à une nouvelle réunion. Le résultat fut des plus satisfaisants et se soutenait encore parfaitement après plus de cinq ans, dernière époque où j'ai revu l'enfant.

Je rapproche de suite de ce premier fait deux autres faits semblables que j'ai recueillis depuis.

Le premier de ceux-ci concernait une jeune fille de 16 ans, dont *le pouce droit était soudé* depuis un mois seulement *à l'indicateur* voisin, à la suite d'une mutilation produite par les engrenages d'une machine à vapeur. Comme chez l'enfant dont je viens de parler, j'isolai la cicatrice qui réunissait les deux doigts, en respectant avec soin les adhérences de son pédicule ; je la fis glisser entre eux jusqu'à leur racine, où je la maintins jusqu'à ce qu'elle y fût bien greffée et qu'elle y eût reconstitué une nouvelle commissure. Cependant cette fois, en raison de la date récente de cette cicatrice, je crus devoir établir la nouvelle commissure un peu au-dessus du point d'élection, et bien m'en prit, car bien que guérie en 25 jours, deux mois plus tard la longueur du pouce restauré n'excédait déjà plus que de deux à trois millimètres celle du côté sain.

J'ai rencontré le troisième cas chez une petite fille de 3 ans qui, à la suite d'une brûlure profonde du dos de la *main droite et des doigts voisins*, vit ceux-ci *se réunir entre eux* jusqu'au niveau de la dernière phalange, en même temps qu'ils se renversaient dans une extension forcée. Le même procédé fut employé et suivi du même succès, et dès le 28me jour la guérison était complète. Six semaines après, en la ramenant pour nous la faire voir, la mère nous assura, en présence des élèves qui m'avaient assisté pendant l'opération, « que son enfant se servait de la main droite aussi bien » que si elle n'y avait jamais rien eu ! » Je cite ses propres paroles.

Voilà donc trois cas de *palmature* au lieu d'un seul que j'ai rapporté dans mon mémoire; tous trois traités par le même procédé, et tous trois guéris promptement, sans accident et sans récidive. Du moins, il n'en existait aucune apparence six semaines après la guérison chez le dernier, après deux mois chez le second, et après plus de cinq ans chez le premier.

Cette méthode avait donc aussi bien réussi contre la syndactylie que contre l'occlusion de la bouche; mais serait-elle aussi efficace contre le symblépharon? Il était permis d'en douter, car tous les moyens dirigés jusqu'ici contre cette rebelle affection ont été à peu près également impuissants pour y remédier. Cependant, en considérant les analogies qui la rapprochaient des variétés précédentes, c'est-à-dire, en considérant qu'elle était constituée elle-même par une cicatrice qui réunissait deux organes voisins séparés dans l'état normal par une commissure, j'espérai qu'elle guérirait aussi par la méthode qui m'avait si bien réussi contre elles.

On va voir, par la relation des deux faits suivants, jusqu'à quel point cet espoir était fondé.

Il s'agissait dans le premier cas d'un vieillard de 70 ans, atteint depuis plus de cinquante, d'un *symblépharon* des plus graves. Il était constitué, en effet, par une cicatrice épaisse qui réunissait les trois cinquièmes internes de la paupière inférieure aux trois quarts de la hauteur de la cornée correspondante et à toute la sclérotique située au-dessous. L'œil qui avait cessé de voir était en outre fortement dévié en bas et en dedans, et n'exécutait d'autres mouvements que ceux que lui imprimait la paupière.

Je n'hésitai pas cependant à l'attaquer par la même méthode en procédant comme je vais l'indiquer : Je commençai par détacher par deux coupes successives la cicatrice de la paupière et de l'œil, en ayant soin de respecter ses adhérences profondes ainsi que celles de ses extrémités; ceci fait, j'enfonçai ce lambeau cicatriciel bien isolé par ses faces antérieure et postérieure, au fond du sillon oculo-palpébral, où je l'assujettis à l'aide d'une anse de fil jetée en sautoir sur lui et dont les deux chefs armés chacun d'une aiguille, après avoir été dirigés, l'un en avant et en dehors, l'autre en arrière et en dedans du lambeau, furent passés à travers la base de la paupière, puis liés en dehors de celle-ci, sur un rouleau de diachylon. Cette nouvelle commissure, suffisamment nourrie et bien assujettie, se greffa promptement et solidement, et permit au travail de cicatrisation de s'accomplir isolément sur la paupière et sur l'œil. La guérison était complète le quinzième jour et se soutenait parfaitement au bout de trois ans. A cette époque, la vue était bien encore un peu confuse, mais, l'œil ne conservait aucune trace de strabisme ; il avait recouvré la liberté de ses mouvements, et la paupière était parfaitement isolée.

Depuis ce premier fait que j'ai d'ailleurs consigné dans mon mémoire, j'ai rencontré un second cas de *symblépharon* chez un jeune homme de 18 ans. Survenu après une ophthalmie violente consécutive elle-même à une rougeole, il était en outre compliqué d'*entropion*, de taie et d'ulcération de la cornée. La cicatrice vicieuse réunissait les deux tiers internes de la paupière inférieure à l'œil et à la paupière supérieure elle-même par un léger tractus situé au niveau des points lacrymaux. La même opération fut encore suivie du même succès ; mais je dus cette fois, pour la compléter, ou plutôt pour remédier au renversement de la paupière qui l'accompagnait, exciser consécutivement un petit repli transversal de la peau immédiatement au-dessous des cils.

Le malade, sorti de l'hôpital six semaines seulement après l'opération, présentait, à cette époque, une commissure régulière bien déprimée au fond du sillon oculo-palpébral ; la paupière était complètement isolée de l'œil qui jouissait lui-même de la plus grande liberté de mouvements (1).

Il existe une variété de cicatrice vicieuse toute voisine des précédentes, et qui, en raison de ses grandes analogies avec elles, devait tout naturellement me faire penser à l'attaquer par la même méthode, je veux parler de l'*ankyloblépharon*. Dans cette variété, comme on sait, la paupière n'est pas nécessairement soudée à l'œil, mais elle l'est toujours à sa voisine dont elle est séparée dans l'état sain par une commissure. Chez la malade dont je vais parler, cette commissure était représentée par le grand angle de l'œil.

(1) Ce procédé, comme on le voit, se rapproche beaucoup de celui que M. le professeur Laugier a adopté d'après moi et qu'il a communiqué à l'Institut (Décembre 1855). Mais, en voulant modifier celui que je lui avais communiqué, ce chirurgien n'a pas été heureux et ne pouvait l'être. (— Voir la note de la p. 110 de ce mémoire.) En effet, tandis que je n'avais réussi qu'en établissant une nouvelle commissure isolante au fond du sinus à l'aide du tissu cicatriciel, M. Laugier, en se bornant à tapisser la face interne de la paupière avec celui-ci, laissait le travail adhésif s'établir librement dans l'angle de ce sillon, et ne pouvait manquer de le voir s'élever peu à peu jusqu'au bord de la paupière en entraînant avec lui le tissu inodulaire, condition qui devait nécessairement produire la récidive.

Cette malade, déjà d'un certain âge, fut atteinte de cette affection à la suite d'une cautérisation pratiquée pour détruire un cancroïde situé sur le grand angle de l'œil. Le caustique employé avait dû atteindre le grand angle lui-même, la muqueuse sous-jacente, les points lacrymaux et une partie des deux paupières voisines ; aussi, la cicatrice qui avait succédé à son action, réunissait-elle les deux paupières entre elles et celles-ci aux tissus sous-jacents dans une étendue de plus de dix millimètres. Mais une circonstance plus pénible encore pour la malade que la difformité qu'elle occasionnait, c'était le rapprochement forcé des paupières qui en était la conséquence, rapprochement qui la privait de la vue du seul œil qui voyait encore distinctement. C'est ce dernier motif surtout qui la décida de recourir à mes soins.

Après avoir réfléchi aux dispositions particulières de cet ankyloblépharon, je crus devoir l'attaquer par les deux incisions parallèles que j'avais employées dans l'occlusion partielle de la bouche et les dirigeai vers le grand angle de l'œil ; mais, manquant ici de la muqueuse qui avait été détruite, il me fallut, après avoir isolé cette languette cicatricielle des parties profondes et des lèvres voisines, la replier sur elle-même pour reconstituer la commissure interne, ce que j'obtins en l'assujettissant dans cette position par un point de suture arrêté sur la racine du nez. La réunion se fit d'ailleurs promptement et bien, et la guérison eût été des plus satisfaisantes, si la présence de quelques tubercules indurés qui existaient dans l'épaisseur des paupières voisines n'eût limité quelque peu leur écartement.

Je n'en dirai pas davantage sur la restauration des cicatrices unissantes. Je pourrais sans doute grossir encore de quelques faits le nombre des cas que j'ai combattus avec succès par la même méthode; mais je crois en avoir dit assez pour faire bien comprendre celle-ci, et pour mettre à même d'en apprécier la valeur : c'est tout ce que je voulais.

Je vais m'occuper maintenant d'une autre variété de cicatrices vicieuses, sur la nature et les indications de laquelle il ne sera peut-être pas inutile que je dise quelques mots, afin de motiver et de justifier en quelque sorte la méthode de traitement que j'ai dirigée contre elle : je veux parler des *Cicatrices trop courtes.*

Mais qu'est-ce d'abord qu'une cicatrice trop courte, sinon, en général, une bride ou plutôt une sorte de corde inodulaire inextensible, développée accidentellement entre deux organes qu'elle tend incessamment à rapprocher, et cela au point de gêner leur action, quand elle ne va pas même jusqu'à s'y opposer?

Or, les *lignes courbes* ayant la propriété de s'allonger quand on les redresse, ne me suffisait-il pas de les transformer en *coupes ondulées*, et de les appliquer à ces brides pour les allonger et compenser ainsi la différence de longueur qui existe entre la cicatrice trop courte et le tégument qu'elle remplace?

Cependant, il fallait encore que ces coupes remplissent deux autres conditions importantes :

La première, c'était d'offrir un nombre d'angles alternativement saillants et rentrants, dont la longueur totale fût proportionnée au degré d'allongement exigé;

La seconde, de dépasser la largeur, la longueur et l'épaisseur des brides pour atteindre les parties souples et extensibles voisines, afin de rencontrer chez elles la mobilité nécessaire pour permettre au tissu cicatriciel d'arriver à combler la perte de substance. « *Neque* » *enim creatur ibi corpus, sed ex vicino adducitur.* »

Ces principes une fois entrevus, puis définitivement établis et formulés, les faits ne pouvaient tarder à s'offrir pour me permettre d'en contrôler la justesse.

J'ai rencontré le premier de ceux-ci chez un jeune homme dont le cinquième orteil était couché en travers sur la racine des deux orteils voisins, et maintenu dans cette position forcée par une *bride* qui, partant de son extrémité onguéale, côtoyait son côté interne, puis se bifurquait sur sa racine pour aller finir sur le côté externe et sur le dos du pied. Quelques coupes en zigzags pratiquées dans toute sa longueur brisèrent sa résistance, et grâce à l'extensibilité des tissus voisins légèrement entamés, je pus aussitôt allonger l'orteil et le replacer dans sa position normale où il fut assujetti pendant quelque temps. Dix-huit mois après, je le retrouvai dans cette même position. Cette guérison était donc solide et durable.

Dans le second cas, il s'agissait d'un jeune garçon dont les quatre derniers doigts de la main droite étaient maintenus dans un état de flexion complète et permanente, par autant de *brides falciformes* étendues des éminences thénar et hypothénar à l'extrémité des doigts. Les coupes ondulées eurent encore ici le même résultat immédiat, mais je dois ajouter toutefois qu'il ne fut définitif que pour deux d'entre eux. Une récidive partielle, plutôt apparente que réelle il est vrai, se manifesta plus tard sur les deux autres. Cette récidive parut, en effet, sur deux points qui n'avaient pu être divisés pendant l'opération. Mais j'ajoute de suite qu'il serait très-facile d'y revenir, et en les complétant, d'assurer une parfaite guérison.

Je n'insiste pas plus longuement sur ces deux premiers faits dont j'ai rapporté les détails dans mon mémoire sur la Restauration des cicatrices vicieuses ; mais je serai un peu plus explicite sur le troisième que j'ai recueilli depuis. Celui-ci, en effet, en raison de son étendue exceptionnelle, m'a obligé de modifier d'une manière assez notable les coupes que j'ai dirigées contre lui pour exiger quelques éclaircissements sur les motifs qui ont dû m'y forcer.

Il s'agissait, cette fois, d'un jeune garçon de dix ans, dont la jambe était fortement ramenée vers la cuisse par une cicatrice couvrant plus de la moitié externe des deux tiers inférieurs de la cuisse, et s'étendant en même temps sur la plus grande partie du côté correspondant de la jambe. Celle-ci était elle-même fléchie au point d'empêcher le pied d'atteindre le sol dans la station droite et d'obliger cet enfant de recourir à des crosses pour marcher.

La largeur de cette cicatrice, on le conçoit, était trop considérable pour être convenablement détendue par une seule coupe ondulée ; je ne pouvais, en effet, en la comparant aux précédentes, estimer à moins de trois le nombre de celles qui étaient nécessaires pour y réussir, et encore l'étendue de leurs angles devait-elle dépasser de beaucoup celle qui m'avait suffi dans les autres. Aussi, après les avoir tracées à l'avance au crayon gras, et m'être assuré, autant que possible, qu'elles suffiraient, je les pratiquai toutes trois dans une direction parallèle à l'axe du membre et par conséquent selon celle de la cicatrice, de manière à dépasser un peu les extrémités de celle-ci. Je dus en outre enfoncer l'instrument tranchant par place et notamment près du genou, à plus de deux centimètres de profondeur, pour diviser toute son épaisseur et atteindre ainsi les tissus extensibles sous-jacents. Nul autre accident, sinon la mortification de l'extrémité angulaire d'un lambeau, ne succéda à ces coupes, qui furent cependant assez complètes pour me permettre d'allonger presqu'aussitôt la jambe, et pour arriver à lui rendre peu de temps après sa conformation normale. Il me parut plus prudent toutefois de ne l'opérer immédiatement que dans une certaine mesure, puis de la poursuivre ensuite à l'aide d'un appareil à extension graduée, auquel je substituai, lorsque le redressement fut complet, un petit appareil spécial muni de rubans de caoutchouc placés en avant du genou. Ce dernier appareil fort léger permit presqu'aussitôt au petit malade de se livrer à la marche, exercice dont il a pu user assez promptement sans recourir à l'intervention d'aucun autre moyen artificiel et auquel il continue de se livrer depuis plus de trois ans.

J'ai bien encore à signaler quelques autres faits dans lesquels les coupes ondulées m'ont rendu des services non moins importants; mais, avant de les aborder, je demanderai la permission de soumettre une réflexion préalable.

Est-il juste de restreindre aux brides plus ou moins étroites seulement, comme on le fait habituellement, le nom de *Cicatrices trop courtes*, ou bien n'est-il pas plus logique de l'étendre à toutes celles qui, tout en possédant ce dernier et principal caractère, sont encore plus ou moins *larges et étalées?* Pourquoi refuser ce nom, par exemple, à la cicatrice qui succède à la destruction de l'une des paupières, quand elle est assez courte pour produire l'ectropion? Je pense, au contraire, que rien ne justifie cette fâcheuse distinction, et j'ajoute même que c'est ce rapprochement naturel qui m'a conduit à leur opposer le même traitement.

Une fois ce rapprochement admis, j'aborde les faits qui le justifieront mieux, je l'espère, que toute autre discussion, puisqu'ils témoignent que la même méthode leur convient également.

Le premier de ces faits se rattache à un *ectropion* de la paupière inférieure; cependant, avant de le signaler, je ne puis taire l'embarras qu'il m'a occasionné au moment de l'attaquer : celui-ci fut même assez grand pour m'arrêter pendant quelques instants, et cela, à l'occasion d'une circonstance qui, au premier aperçu, faillit même me détourner de recourir à cette méthode. Toutes les fois, en effet, que j'avais combattu jusque-là des cicatrices trop courtes, c'était sur les membres, et là, comme il est facile de le remarquer, elles reposaient sur des bras de levier mobiles, dont l'intervention, une fois les coupes achevées, permettait de les étendre à volonté, et même de les assujettir à tel degré d'allongement qu'on voulait. Evidemment, il n'en pouvait être ainsi pour la paupière. Je devais donc, avant d'y toucher, pourvoir au remplacement de ce bras de levier par un moyen différent. Après y avoir bien réfléchi, j'entrevis cependant la possibilité d'y parvenir en cherchant dans la cicatrice elle-même une sorte d'appui artificiel qui, en soutenant la paupière assez haut, devait en même temps la prémunir contre tout abaissement et tout renversement ultérieur : ce fut de recourir à un moyen analogue à celui qu'a proposé Warton Jones pour combattre l'ectropion.

Voici de quelle manière je procédai. Ayant pratiqué une coupe en zigzags qui partait de la tempe pour finir près du nez et qui divisait en travers toute la hauteur de la cicatrice, je fis soulever par un aide le bord de la paupière inférieure, libre alors de ses adhérences cicatricielles à la joue. Ce bord libre, ainsi écarté de la joue et assujetti au-dessus de son niveau normal, laissait au-dessous de lui une plaie vive, circonscrite en haut et en bas par une suite d'angles saillants et rentrants ; c'est cette plaie qu'il me fallait combler, tout en assujettissant le bord de la paupière dans le lieu qu'il occupait. J'y parvins toutefois plus facilement que je ne l'espérais, par le simple rapprochement des lèvres correspondantes des angles rentrants de la paupière, puis de celles de la joue, obtenu à l'aide de points de suture pratiqués successivement sur les deux bords voisins de chacun de ces angles. De cette manière, le centre de la plaie fut bien un peu déprimé, mais celle-ci était comblée, et, grâce à cette double rangée de sutures, la paupière trouvait un appui solide qui l'empêcha de s'abaisser et de se renverser. Un pansement simple composé de quelques plaques de diachylon et d'un bandage compressif suffit ensuite pour amener une bonne et prompte réunion.

Quand l'enfant quitta l'hôpital, la paupière était bien redressée, couvrait l'œil, et la guérison était des plus satisfaisantes. Mais, n'ayant pas revu ce malade depuis, j'ignore si elle s'est maintenue comme elle le promettait.

A quelque temps de là, j'entrepris de remédier à un *bec-de-lièvre* compliqué qui avait été opéré antérieurement avec une sorte de succès. Mais plus tard, la cicatrice venant à se rétracter, la lèvre supérieure finit par s'encocher à son centre et par remonter assez haut pour laisser à découvert presque toute la hauteur des dents incisives supérieures. Cette difformité choquante et disgracieuse nuisait en outre d'une manière fâcheuse à la prononciation.

Je ne pouvais y remédier évidemment qu'en allongeant la lèvre et qu'en effaçant l'encochure elle-même, double but que je cherchai à atteindre par le procédé suivant. Je commençai par pratiquer deux coupes obliques qui divisèrent toute l'épaisseur de cette lèvre. Commencées chacune au centre de la cicatrice et un peu au-dessous de la narine correspondante, elles furent dirigées obliquement en bas pour aller se terminer, en s'écartant de plus en plus l'une de l'autre, près de son bord libre, de manière à circonscrire un lambeau angulaire à base inférieure. Cette coupe offrait assez sensiblement la forme d'un accent circonflexe placé au-dessus de l'encochure. Je saisis alors le centre de celle-ci et l'abaissai en entraînant l'angle saillant lui-même, de manière à laisser un espace vide entre les coupes qu'il abandonnait. Les bords latéraux de ces coupes furent alors rapprochés et transformés en plaie qui offrait la forme d'un Y renversé, dont les trois branches furent réunies par un point de suture placé assez bas pour comprendre dans la même anse le sommet de l'angle interposé au point de jonction.

Quelques jours après, une bonne réunion consolidait ces parties dans leurs nouveaux rapports, et la lèvre supérieure y gagnait elle-même un excédant de longueur qui ajoutait sensiblement à la beauté des traits.

Je devrais peut-être m'arrêter ici, car j'en ai fini avec la restauration des cicatrices trop courtes. Cependant, ayant été conduit à recourir aux mêmes coupes contre une affection toute différente, bien qu'elle ne laisse pas d'offrir quelque analogie avec elle, j'essaierai de la faire connaître en quelques mots.

Un jeune homme atteint de *phymosis* vint un jour réclamer mes soins pour le soustraire aux accidents que cette affection avait occasionnés et qui l'avaient arrêté déjà plusieurs fois. C'était en 1853. Il tenait beaucoup à être délivré de cette difformité, disait-il, mais par un sentiment de coquetterie vraiment extraordinaire, il y mettait pour condition expresse, que l'opération serait faite sans rien retrancher, sans laisser de traces ni aucune difformité.

Ces conditions étaient embarrassantes et j'allais le congédier, quand je réfléchis aux analogies que présentaient l'étroitesse du prépuce et les cicatrices trop courtes : s'il ne s'agissait pas en réalité ici d'un tissu inodulaire, il s'agissait du moins d'un tissu normal véritablement trop court, et qui, en raison de la laxité des tissus voisins et sous-jacents, offrait lui-même des conditions pour le moins aussi favorables à l'action des coupes ondulées.

Cette considération me décida donc à attaquer ce phymosis par les coupes ondulées, et voici comment j'y procédai. Je commençai par attirer la peau du pénis en arrière, de manière à entraîner les téguments qui formaient l'orifice rétréci, jusqu'à ce qu'ils fussent arrivés sur la base du gland où je les fis assujettir. Je pratiquai alors une coupe circulaire en zigzags en lui faisant décrire une suite d'angles dont les sommets étaient alternativement projetés sur la muqueuse et sur la peau, de telle sorte que chacune des coupes qui les circonscrivaient s'étendait dans toute la hauteur des parties rétrécies. Profitant alors de la laxité du tissu cellulaire sous-jacent qui avait été respecté, je déplaçai la peau du pénis en la faisant tourner à droite, tandis que la muqueuse était maintenue à gauche, et je continuai d'opérer ce mouvement jusqu'à ce que les extrémités des angles saillants muqueux et cutanés fussent mis en contact entre eux par leurs extrémités. Ceci obtenu, je réunis par autant de points de suture chaque sommet des angles saillants entre eux, et terminai en réunissant de la même manière chaque angle rentrant avec celui qui lui était opposé.

On conçoit que cette coupe ayant porté sur toute la hauteur des parties rétrécies, devait avoir pour conséquence immédiate d'élargir le diamètre du limbe de tout l'excédant de sa longueur sur celle du contour que le prépuce offrait avant. Aussi, j'obtins aussitôt une ouverture assez ample pour permettre à ce dernier de glisser avec la plus grande liberté jusqu'en arrière du gland.

Restait à favoriser la réunion dans les conditions les plus favorables, c'est ce que j'obtins en assujettissant les lèvres rapprochées derrière la base du gland ; et, cette réunion s'étant effectuée par première intention dans presque toute leur circonférence, le résultat définitif fut des plus satisfaisants. Ce résultat d'ailleurs se soutenait encore, ainsi que j'ai pu le constater, plusieurs années après l'opération.

Depuis cette époque, j'ai traité *deux autres phymosis* par le même procédé, et dans chacun d'eux, l'ouverture du prépuce a suffi pour rétablir la liberté de ses mouvements sur le gland. Je dois dire cependant que dans un cas j'ai craint pendant quelque temps que le résultat fût moins satisfaisant. Un mois après l'opération, en effet, le prépuce ramené prématurément en avant du gland, présentait une cicatrice dure et résistante qui s'opposait à son glissement en arrière de sa base; mais, grâce à quelques onctions pratiquées pendant plusieurs semaines sur la cicatrice, avec une pommade alcaline, celle-ci recouvra bientôt assez de souplesse pour se prêter à tous les déplacements.

Encore deux mots sur un nouveau fait qui confirme la possibilité de *prévenir l'établissement des cicatrices trop courtes*, et j'aurai fini.

J'ai consigné un premier fait qui démontre cette possibilité dans l'Obs. Ire de mon Mémoire sur la restauration des cicatrices vicieuses. Il s'agissait dans ce cas d'un *ectropion* de la paupière supérieure combattu par le procédé de W. Jones, et dont le lambeau angulaire avait été atteint de mortification. Cependant, malgré cette perte regrettable, je pus, en maintenant la paupière supérieure dans sa position normale à l'aide d'un petit appareil spécial, combler le vide occasionné par la chute du lambeau. Il me suffit, pour y réussir, de rapprocher les bords latéraux de la plaie du front qui arrivèrent peu à peu à se toucher et à se réunir de manière à former une cicatrice longitudinale presque linéaire qui soutint convenablement ensuite la paupière et l'empêcha de se relever de nouveau.

Aujourd'hui encore, plus de quatre ans après l'opération, cette paupière couvre bien l'œil et le protége complètement.

Dans le second cas, il s'agissait d'*un bec-de-lièvre* compliqué de procidence de l'intermaxillaire et des dents incisives supérieures. La jeune fille qui le présentait, avait déjà été opérée une première fois sans succès de son bec-de-lièvre, et avec une perte des parties molles assez notable pour donner lieu de croire que celles-ci seraient insuffisantes pour couvrir la large échancrure qui existait. Malgré les efforts que je fis en effet pour y parer pendant une nouvelle opération, la réunion des lèvres me parut en partie justifier ces craintes: la hauteur de la partie moyenne de la lèvre restaurée laissait à désirer. De telle sorte que je me décidai à l'allonger en exerçant sur elle une légère pression de haut en bas à l'aide de quelques bandelettes de diachylon. Mais celles-ci, au lieu de séjourner sur le plan osseux où je les avais placées, glissèrent en entraînant avec elles le bord libre de la lèvre restaurée, et comprimèrent bientôt cette dernière sur le bord tranchant des incisives; aussi ces dents arrivèrent assez promptement à la diviser transversalement dans une étendue de 15 à 16 millimètres. Heureusement, la réunion des lèvres était déjà assez solide pour résister à cet accident qui, loin de me désoler, me parut au contraire susceptible d'être utilisé au profit de la malade. C'est ce que je tentai du moins, dès que les bords de cette nouvelle division furent détergés et couverts de granulations, par le rapprochement des angles externes de la partie moyenne, et en assujettissant ceux-ci dans cette position jusqu'à ce que leur réunion s'y fût effectuée.

A l'aide de ce simple rapprochement latéral, j'obtins enfin, au lieu d'une lèvre trop courte, une lèvre qui dépassait dans une proportion notable la hauteur habituelle, circonstance qui, loin de nuire à la régularité des traits, ajoutait au contraire très-sensiblement aux agréments de la figure, et qui satisfit la mère de l'enfant au point de lui faire dire que le résultat avait dépassé de beaucoup ses espérances.

§ II.

NOTES ANALYTIQUES ET CRITIQUES EXTRAITES DU RAPPORT DE M. VERNEUIL, CHIRURGIEN DES HOPITAUX DE PARIS, AGRÉGÉ DE LA FACULTÉ DE MÉDECINE, MEMBRE TITULAIRE DE LA SOCIÉTÉ DE CHIRURGIE, etc.

M. Verneuil débute par donner une idée générale de mon travail sur la restauration des cicatrices vicieuses dans les termes suivants : « M. Decès a écrit un mémoire très-long, rempli d'observations originales très-bien prises, et qui atteint presque les dimensions d'un traité complet sur la matière. Il se compose de deux parties : la première traite des cicatrices vicieuses en général. Après avoir rapidement tracé l'historique de la question, exposé l'état actuel de nos connaissances, et montré en quoi elles sont incomplètes, l'auteur, pénétré de l'importance des phénomènes physiologiques qui constituent le grand acte de la cicatrisation, en étudie avec soin les divers modes; il cherche le mécanisme qui préside au développement des cicatrices vicieuses dans les conditions locales des plaies et dans les conditions générales de l'individu. Il est conduit par ces principes à proposer une classification raisonnée des cicatrices vicieuses, et abordant enfin l'idée principale de son mémoire, il soumet à une révision utile les doctrines trop exclusives qui, depuis Delpech, ont cours relativement aux propriétés du tissu cicatriciel. Nous constatons avec plaisir que dans cette première partie M. Decès s'est efforcé de mettre à profit autant que possible toutes les conquêtes récentes de l'anatomie pathologique, et qu'il a frappé à tous les seuils pour y quêter le progrès et la vérité.

« La seconde partie est consacrée aux cicatrices vicieuses en particulier. L'auteur élucide par une critique bien faite et par des observations inédites, quelques-uns des chapitres de sa classification. C'est alors qu'à son tour il produit sa part d'originalité et ajoute des procédés neufs à ceux qui déjà étaient en germe, ou sont actuellement usités en médecine opératoire. » (— P. 1.)

« ... Convaincu que la meilleure manière d'étudier, de comprendre, de juger les méthodes opératoires, consiste à découvrir les idées mères et à rechercher la manière dont elles ont été appliquées, j'envisagerai le sujet sous le point de vue historique, non pas en le soumettant à l'ordre chronologique, mais en cherchant chez les anciens et chez les modernes tout ce qui a été progrès; après avoir, chemin faisant, signalé ceux qui en sont les promoteurs directs ou indirects, il me sera facile de mettre en relief ce que les travaux de notre confrère présentent de plus marquant. » (— P. 2.)

« ... J'ai laissé dans l'ombre la question si importante et encore si peu connue de l'étiologie des cicatrices vicieuses; il faudra, à l'exemple de M. Decès qui a consacré à ce sujet un bon chapitre, en chercher les causes dans l'exagération, le défaut ou la perversion du travail physiologique naturel par lequel s'accomplit la cicatrisation régulière. C'est en scrutant avec soin les trois actes secondaires de cette fonction morbide, actes que M. Decès désigne sous le nom de *gemmation*, *adhésion* et *rétraction*, qu'on arrivera à une connaissance étiologique satisfaisante.... » (— P. 36.)

« M. Decès fait la critique de ces diverses *classifications* (celles des cicatrices vicieuses de Dupuytren, de Chélius, et de MM. Denonvilliers et A. Bérard) avec assez de raison et propose la sienne à laquelle il attribue l'avantage de former des espèces présentant anatomiquement les mêmes caractères, mais de plus, fournissant les mêmes indications et cédant au même traitement. Sans être irréprochable, la classification de M. Decès est à mon avis meilleure que les précédentes et je m'y rallie volontiers.... » (— P. 39.)

« Il y a peu de jours, à propos d'un ectropion présenté par M. Denonvilliers, la Société de chirurgie agitait la question de savoir si le tissu cicatriciel pouvait être utilisé dans la restauration des cicatrices vicieuses, s'il était apte à servir aux moyens autoplastiques, et la discussion est restée indécise. L'opinion motivée de M. Decès sur ce point en litige aura donc à vos yeux un intérêt d'actualité. La réhabilitation du tissu inodulaire, si j'ose ainsi parler, est le motif principal qui a dicté le travail de notre confrère; c'est assez vous dire dans quel plateau de la balance son expérience va peser.... »

« Après avoir exposé les caractères du tissu cicatriciel, sa texture, ses propriétés physiques et ses aptitudes morbides, après avoir admis qu'il possède une organisation spéciale, l'auteur se demande jusqu'à quel point ce tissu peut être conservé et par conséquent utilisé dans la restauration des cicatrices.... » (— P. 40.)

« Il suffit, pour atteindre ce résultat (la transformation du tissu cicatriciel en tissu presque semblable au tissu cutané), de pratiquer des coupes convenables qui font cesser la tension et la rétractilité habituelles du tissu de la cicatrice qui prend alors une souplesse remarquable, de la mobilité, de l'élasticité et jusqu'à un certain point l'aspect des téguments voisins. » (— P. 41.)

« Pour justifier en quelque sorte un résultat si extraordinaire à tous égards, M. Decès s'appuie d'une citation de M. J. Jobert qui aurait vu des cas aussi surprenants. Votre rapporteur a, pour les faits complets et pour les observations détaillées et longues, une prédilection qu'il ne cherche pas à dissimuler ; il les préfère de beaucoup aux autorités, même les plus respectables. Il aurait donc été très-heureux de trouver dans le travail de M. Decès le récit, même prolixe, d'un cas aussi majeur.... » (— P. 41.)

(— Je croyais avoir justifié la conclusion contre laquelle mon savant rapporteur s'élève, mais puisque je n'y ai pas réussi, je demanderai la permission de rappeler les faits sur lesquels je l'appuyais : épars et isolés dans le corps de ce travail, ils ont pu échapper à son attention au point de briser dans ses souvenirs le lien qui les unissait à cette conclusion.

Et, puisque j'ouvre une parenthèse à leur occasion, j'en profiterai pour répondre en même temps à MM. Chassaignac et Guersant qui se sont élevés eux-mêmes contre l'emploi du tissu cicatriciel, dans la restauration des cicatrices vicieuses, en l'accusant de s'*ulcérer*, de se *rétracter* de nouveau et même de se *gangrener* assez souvent. (— Bulletin de la Société de chirurgie, t. VII, p. 83.)

Je ne voudrais pas contester à M. Verneuil que ses doutes ne soient fondés en tant qu'ils s'appliquent aux faits connus antérieurement et pour lesquels on a eu recours aux procédés anciens ; mais ils ne me paraissent nullement justifiés pour ceux que j'ai rapportés et dans lesquels le tissu cicatriciel a été détendu par les coupes que j'ai employées. Il me suffira, pour le prouver, de renvoyer à ce que j'en dis : 1° Obs. Ire, p. 51 ; — 2° à l'occasion de quelques opérations de blépharoplastie, p. 47 ; — 3° à l'Obs. II, p. 85 ; — 4° à l'Obs. III, p. 89 ; — 5° à l'Obs. IV, p. 93 ; — 6° à l'Obs. VIII

p. 120, pour être fondé à soutenir qu' « en ne tenant compte que des observations que j'ai rapportées, » je suis fondé à conclure que le tissu cicatriciel « peut acquérir la souplesse, la mobilité, la couleur et même l'aspect des téguments communs. » (— P. 122.)

En ce qui concerne les objections de MM. Guersant et Chassaignac, je puis me dispenser de faire remarquer avec M. Huguier « qu'il » est des cas où l'on est bien obligé de s'en servir (du tissu cica- » triciel) faute de pouvoir tailler le lambeau dans les tissus sains; » ou avec M. Larrey, qu'on peut du moins l'utiliser dans la formation des lambeaux autoplastiques quand « il est coloré, sensible, exten- » sible, assez épais et dans de bonnes conditions de vitalité, » je me bornerai à répondre que je n'ai rien observé de semblable, et que si ces fâcheux accidents ont été rencontrés dans les lambeaux (la rétraction, l'ulcération et la gangrène), c'est peut-être parce qu'on « n'avait pas ménagé avec soin leurs troncs nourriciers » ou qu'on « ne leur avait pas conservé d'assez larges rapports avec » la peau voisine.»)

Je reviens au rapport de M. Verneuil, qui dit, dans son analyse critique des cicatrices vicieuses en particulier :

« Après avoir lu et adopté pour ma part la classification de M. Decès, je m'attendais à voir l'auteur traiter de chacune des espèces qu'il avait admises ; il n'en est rien, notre confrère a reculé, sinon devant les difficultés du sujet, du moins devant tout ce qu'aurait d'insolite la promiscuité dans un même livre des rétrécissements, des fistules, du bec-de-lièvre, de l'ectropion, des adhérences des doigts, des cicatrices trop courtes, etc. « Ce n'est pas » trop de l'autorité d'un maître, nous dit M. Decès, pour autoriser » une telle innovation, et l'on comprend les motifs qui me com- » mandaient de m'abstenir. » La manière dont est exécuté ce travail me fait regretter cette modestie exagérée.... » (— P. 41.)

Suit l'analyse des faits de cicatrice unissante, puis leur appréciation.

« Les quatre faits que je viens de citer et les remarques dont ils sont suivis, font du chapitre des cicatrices unissantes la partie la plus originale du mémoire de M. Decès; mais je ne puis passer outre sans traiter à ce propos la question de priorité, devoir auquel lui-même l'auteur semble convier la Société de chirurgie dans la personne de son rapporteur.

» Si l'on a suivi avec attention le développement que j'ai donné à la 3me idée générale, il est facile de voir tout d'abórd que toutes les opérations que M. Decès a opposées aux cicatrices unissantes, ont consisté à créer, comme il le dit lui-même, une *commissure nouvelle*, c'est-à-dire à interrompre la ligne angulaire susceptible d'adhésion en interposant, au niveau du sommet de l'angle, un lambeau de tissu sain recouvert d'épiderme et non susceptible par conséquent d'adhésion. Nous savons déjà que ce précepte a été mis en pratique, pour les doigts réunis, par Zeller que je regarde comme l'auteur de la méthode générale. M. Decès trouvera donc naturel que je ne lui accorde pas la priorité de la conception générale.

» Restent les applications particulières. Pour la stomatoplastie, Werneck, en 1817, avait créé deux procédés : l'un qui a été attribué à Dieffenbach, l'autre absolument semblable à celui que M. Decès a mis en usage beaucoup plus tard. La seule différence consiste en ce que le premier a fait une commissure avec la face cutanée du lambeau, tandis que le second a employé la face muqueuse. Les dates sont précises, toute discussion paraîtrait donc superflue, et pourtant je ne me décide pas à en déposséder M. Decès. Dans ma conviction, il a réellement inventé de nouveau la formation de la commissure buccale, et j'hésite d'autant moins à le dire que les coïncidences intellectuelles sont bien prouvées aujourd'hui même par les esprits les plus sévères. Voici sur quoi je me fonde : M. Decès a opéré en 1839 publiquement à l'hôpital, ce qui fait foi ; or, à cette époque, un seul des procédés de Werneck était connu, et Dieffenbach en était regardé comme l'auteur, c'était celui de la suture de la muqueuse à la peau ; l'autre procédé se trouvait bien logé dans un coin du recueil de Graefe et Warther (— B. 14, p. 202.), mais il était si peu connu, qu'en 1835, Serre, de Montpellier, qui s'occupait beaucoup de ces questions, en ignorait l'existence, aussi bien que M. Velpeau qui compilait en 1839. (— Nouv. élém. de méd. opér., t. I, p. 670. 1839.) Il ne fut réellement connu en France qu'en 1841, par les soins de M. Rigaud, qui l'exhuma.

» M. Decès ne connaissait pas certainement la priorité de Werneck lorsqu'il fit en 1839 son opération de stomatoplastie. Je regrette cependant qu'il n'ait pas, dans son travail d'aujourd'hui, rendu justice dans une note à son précurseur.

» L'opération que notre confrère de Reims a pratiquée dans le cas de syndactylie est au contraire tout-à-fait nouvelle; je ne vois réellement rien qui puisse lui être comparé, elle diffère trop sensiblement de celle de Zeller pour ne pas constituer un procédé entièrement original. N'oublions pas d'ailleurs l'idée générale qui appartient à M. Decès dans toutes ces opérations, savoir : l'utilisation du tissu cicatriciel proscrit par la presque totalité des chirurgiens.

» L'agrandissement du méat urinaire, au dire même de notre confrère, a déjà été obtenu de la même manière par M. Weber, de Bonne, et ce mode opératoire dérive lui-même en droite ligne du procédé que M. Ricord emploie dans l'amputation de la verge pour prévenir le rétrécissement circulaire si commun après les procédés ordinaires.

» Ici M. Decès a été prévenu, mais tout porte à croire que, si le cas s'était présenté à ses soins, il aurait adopté ici les moyens qui lui avaient déjà réussi ailleurs, guidé qu'il a été par les idées générales.

» Reste à établir la priorité dans l'opération du symblépharon. On se rappelle sans doute que M. Laugier communiqua à l'Institut, l'an dernier, au mois de décembre, une opération de symblépharon opéré par un procédé qui présente, avec celui de M. Decès, la ressemblance la plus saisissante. Dans une note sévère, mais pleine de dignité et de convenance, M. Decès revendique ses droits à la priorité; il rappelle qu'il a pratiqué son opération en 1854, et qu'il nous a adressé l'observation dans le commencement de 1855. Je puis affirmer pour ma part que j'avais entre les mains le travail de M. Decès, quand M. Laugier a fait sa tentative.

» Tout bien examiné avec l'impartialité la plus sévère, M. Decès est bien réellement le premier en date pour l'opération, la publication et je dirais même le succès, car j'ai appris que, la récidive s'étant montrée sur la malade de l'Hôtel-Dieu de Paris, une seconde intervention chirurgicale a été malheureuse.

» Ceux qui, plus curieux, voudraient décider si le hasard pur a conduit le chirurgien de Paris et celui de Reims sur le même terrain, voudront bien consulter eux-mêmes les dates et la longue note de M. Decès, p. 110. » (— Rapport, p. 45, 46 et 47.)

« Je dois m'arrêter un instant sur le long chapitre que M. Decès consacre aux cicatrices trop courtes; c'est une variété commune et qui se rencontre en beaucoup de régions, mais c'est surtout aux brides qui maintiennent les doigts dans une extension ou dans une flexion forcées que notre confrère fait allusion. » (— P. 49.)

« M. Decès corrobore sa théorie par deux observations. Dans la première, une bride cutanée déviait le 5me orteil et, le faisant saillir au-dessus des autres, l'exposait à des pressions douloureuses. Des coupes en zigzags furent pratiquées, tout en respectant les articulations sous-jacentes; le tendon extenseur, raccourci sans doute par l'ancienneté de l'attitude vicieuse, dut être divisé. (— P. 49.)

» Aussitôt le 5me orteil reprit sa position normale, un seul point de suture fut nécessaire pour rapprocher les bords des coupes, la guérison fut complète et ne s'est pas démentie. Il est bon d'ajouter que le résultat fut aidé par l'emploi d'un appareil prothétique qui ne fut supprimé que trois ou quatre mois après. Il consistait dans un petit ressort d'acier convenablement garni et fixé de manière à contenir l'orteil dans la flexion.

» C'est la seconde fois que nous voyons M. Decès compléter ses opérations sanglantes par l'emploi d'appareils spéciaux et ingénieux. Quelqu'ancienne que soit cette association, elle nous paraît très-digne d'être méditée et appliquée plus souvent qu'on ne le fait.

» Dans la seconde observation, trop longue pour être analysée et qui doit être lue en entier, un jeune garçon étant affecté d'une flexion permanente des quatre derniers doigts, occasionnée par une cicatrice trop courte, les brides furent soumises à des coupes variées, et quoique le résultat n'ait pas été complètement satisfaisant, on peut le qualifier de très-beau. Il s'agissait d'un des cas les plus compliqués qu'on puisse imaginer, car la flexion permanente des doigts s'accompagnait d'une flexion latérale complète de ces organes. J'ose affirmer que les procédés anciens auraient échoué dans un cas pareil et qu'un chirurgien prudent n'aurait pas même songé à les appliquer.

« Les coupes ondulées, dit en terminant le chapitre le chirurgien de Reims, constituent le procédé le plus avantageux pour » guérir les cicatrices trop courtes; elles permettent de les allonger » à volonté, elles laissent les plaies en contact après l'allongement » au point de favoriser la réunion immédiate, elles détruisent le » parallélisme des fibres de la trame cicatricielle de manière à prévenir toute rétraction ultérieure, et par conséquent toute ten-

» dance à la récidive ; enfin, en conservant le tissu inodulaire, elles » permettent de l'utiliser pour protéger les tissus sous-jacents. »

« J'ai répété à l'amphithéâtre les diverses coupes de M. Decès sur des brides artificiellement produites, et j'ai vérifié la vérité des assertions précédentes. Ces opérations méritent d'être conservées dans la pratique... » (— P. 50.)

« Faites à la peau du dos de la main une plaie lozangique, fléchissez fortement les doigts et le poignet, les bords se rapprocheront comme ceux d'une boutonnière lorsque l'on tire sur les commissures. » (— P. 50.)

« Supposons une bride, vous y pratiquez des incisions en zigzags et vous tirez sur les extrémités ; si les bords de vos incisions sont adhérents aux couches sous-jacentes, vous obtenez une série de petites plaies béantes dont la somme égale la perte de substance ; mais si les adhérences sont détruites, la peau saine des parties voisines se déplace et vient combler le vide. M. Decès invoque avec raison cette propriété qu'ont les lignes courbes de s'allonger en devenant droites (à la condition qu'elles ne se rétractent pas bien entendu) : rien n'est plus vrai. » (— P. 51.)

« Je veux arriver par tous ces exemples à prouver qu'une perte de substance étant donnée, on peut la combler à l'aide des parties voisines, par les tractions, les attitudes, la réunion immédiate, maniées d'une manière particulière. Dès lors nous arrivons à annexer les incisions diverses de M. Decès à la grande méthode de l'autoplastie par glissement. » (— P. 51.)

« M. Decès consacre un chapitre à une variété particulière de cicatrices vicieuses dont la difformité résulte beaucoup moins de la perte de substance subie que des rapports contractés par l'inodule avec les parties sous-jacentes solides : c'est-à-dire avec les os, les cartilages et les plans fibreux résistants. Je veux parler des *cicatrices adhérentes ;* à la vérité elles pourraient être rapprochées dans beaucoup de cas des cicatrices déprimées, et la classification ne perdrait peut-être rien à ce rapprochement. » (— P. 51.)

« Les ressources curatives ne manquent pas contre cette variété de cicatrices difformes... L'extirpation suivie de la réunion immédiate est quelquefois praticable pour les brides, à la condition que la dissection soit bien complète. » (— P. 52.)

« Mais une idée plus simple et toute spéciale à l'espèce qui m'occupe frappe d'abord l'esprit. Il faut chercher à mobiliser la cicatrice et à détruire les adhérences profondes en allongeant, en tiraillant ou en sectionnant le tissu fibreux qui sert de lien. » (— P. 52.)

« ... On peut espérer obtenir la même chose en imprimant des mouvements réitérés à la cicatrice; mais le résultat ne peut être obtenu qu'au bout d'un temps fort long. On a donc songé à diviser la bride ou l'adhérence, et la méthode sous-cutanée trouve ici une de ses applications.

» Mais ce n'est pas tout : les cicatrices adhérentes agissent fréquemment à la manière des cicatrices trop courtes, c'est-à-dire qu'elles dévient les organes voisins qui restent sains toutefois...; de là trois indications à remplir :

» 1° Détruire l'adhérence,

» 2° Remettre en place les parties déviées,

» 3° Les y maintenir, c'est-à-dire prévenir la récidive.

» M. Decès a parfaitement compris les exigences de la cure.

» Une jeune femme, à la suite d'une chute sous la face, présentait une cicatrice adhérente à l'os malaire. La paupière supérieure était tiraillée et abaissée au point de couvrir les deux tiers de la cornée. Des coupes sous-cutanées furent faites et permirent l'élévation de la cicatrice, qu'on eut soin de maintenir dans sa nouvelle position par un artifice ingénieux jusqu'au moment où elle eut contracté des adhérences profondes. Le résultat fut très-satisfaisant : la paupière fut rétablie dans sa rectitude première, elle reprit sa forme et la vision fut rétablie. » (— P. 53.)

« ... Nous devons ajouter que M. Wilde a déjà obtenu un succès complet en opérant exactement comme M. Decès, c'est-à-dire en faisant la section sous-cutanée de la cicatrice et en maintenant pendant quelques jours la paupière relevée et appliquée sur le globe de l'œil. » (— Mackensie, Mal. des yeux, 2me édit., 1856, trad. fr. de MM. Warlemont et Testilin, pag. 295.)

(Je ferai observer à mon honorable rapporteur que, bien que le fait soit exact, il eût peut-être été juste d'ajouter que je devais nécessairement l'ignorer, puisqu'il n'a été connu en France que par la traduction de 1856, tandis que mon opération date de 1852. En effet, la traduction de Mackensie, par MM. Laugier et Richelot, la seule connue à cette époque, n'en fait pas mention. Je ne tiens d'ailleurs à bien établir ce fait que parce que j'ai donné ce procédé comme mien, et qu'on aurait lieu de douter de ma bonne foi, sans le rapprochement de ces dates.

M. Verneuil termine son rapport par des paroles trop bienveillantes pour qu'il convienne de les rappeler ici.

BIBLIOTHÈQUE IMPÉRIALE

PREMIÈRE PARTIE.

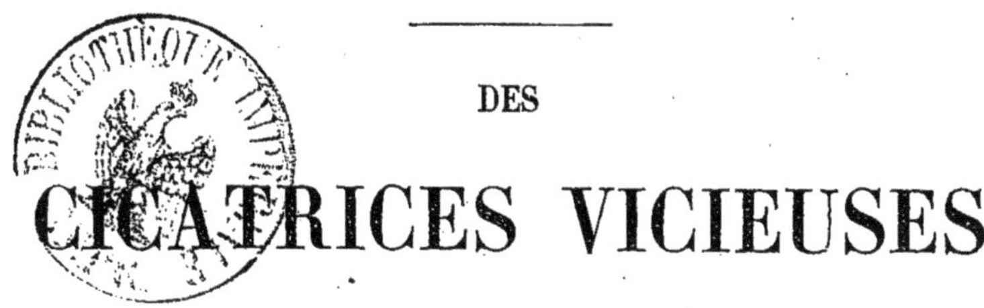

DES CICATRICES VICIEUSES EN GÉNÉRAL.

ORIGINE ; — MÉCANISME ; — VARIÉTÉS ; — CLASSIFICATION ; — ORGANISATION ET PROPRIÉTÉS DU TISSU CICATRICIEL ; — DE SA CONSERVATION ET DE SON EMPLOI DANS LA RESTAURATION DES CICATRICES VICIEUSES. — PEUT-ON PRÉVENIR CELLES-CI ?

« Parmi les différentes propriétés inhérentes à la » vie, aucune n'est plus intéressante pour le médecin, » aucune n'est plus remarquable pour le philosophe » observateur, que celle par laquelle les différentes » parties des corps vivants qui ont été divisées par » accident ou à dessein, se rapprochent ou se réunissent. » (— Thompson. *Trait. de l'inflam.* p. 207. Traduct. de Jourdan et Boisseau.)

I.

Aussi communes que les plaies, que les brûlures, que les ulcères, que la gangrène, que les mutilations et qu'un grand nombre d'autres lésions qui divisent ou retranchent quelque partie de l'organisme, les cicatrices viennent réunir les tissus divisés, réparer leurs pertes, combler leurs vides et les protéger en les couvrant d'un nouveau tégument. Lorsqu'elles sont peu étendues, qu'elles n'altèrent ni la forme ni l'action de nos organes, elles sont un grand bienfait et constituent une œuvre de réparation d'une utilité incontestable. Mais malheureusement, il n'en est pas toujours ainsi : ce précieux avantage est acheté trop souvent au prix de graves inconvénients.

Sans parler de leur couleur et de leur aspect, qui tranchent désagréablement sur ceux des parties environnantes; sans insister sur les dépressions, sur les reliefs, sur les tubercules, sur les fronçures, etc., qu'elles présentent ordinairement, et dont le moindre inconvénient est de choquer la vue, elles offrent encore des difformités d'une nature beaucoup plus grave. Ainsi, on les voit parfois rapprocher ou réunir des organes voisins, ou bien, rétrécir et oblitérer des ouvertures naturelles, et occasionner alors une telle perturbation dans les fonctions, qu'elles arrivent à produire de véritables infirmités.

C'est surtout sous ce dernier rapport, qu'elles méritent l'attention et qu'elles réclament le plus sérieux examen.

On n'a sans doute pas attendu jusqu'ici pour s'occuper d'elles : la gravité des désordres produits par leur présence a nécessairement attiré l'attention des médecins de tous les temps. Mais il n'en est pas moins remarquable que, bien qu'elles aient dû être connues des anciens, leur traitement ne semble les avoir occupés que fort peu et ne s'attaquait d'ailleurs qu'au plus petit nombre d'entre elles. Ainsi, les OEuvres hippocratiques en font à peine mention, et ce n'est qu'avec quelque hésitation qu'on peut y rattacher ce qu'elles disent du trichiasis. Cependant Celse est un peu plus explicite; il parle des soins à donner à deux ou trois variétés, à l'occasion des maladies des paupières, de la vulve et des doigts. Toutefois cette branche de l'art, si imparfaite encore au Ier siècle de notre ère, semble déjà avoir fait des progrès remarquables vers le VIIme. On n'est pas peu surpris, en effet, du nombre assez notable de cicatrices vicieuses que connaissait Paul d'Egine, et des moyens ingénieux qu'il conseille de leur opposer. Non seulement il décrit le renversement et l'agglutination des paupières, l'adhérence des grandes lèvres entre elles, celle du prépuce au gland, comme conséquence de certains états morbides, le rétrécissement accidentel de l'anus, l'oblitération du méat auditif congénital et accidentel, mais encore il recommande l'incision, l'excision, la suture, les mèches, les tuyaux, etc., moyens et procédés qui constituent le fond principal de ceux qu'on leur oppose encore aujourd'hui.

Mais après avoir brillé sous son sceptre, cette branche de l'art a décliné rapidement en passant de ses mains dans celles des Arabes et des Arabistes du moyen-âge. On est même frappé d'étonnement en voyant, plus près de nous, des hommes de la valeur des Fabrice d'Aquapendente, des Fabrice de Hilden, des Amb. Paré, ignorer, ou du moins ne rien dire, de plusieurs des procédés connus de leurs prédécesseurs. Mais, ce qu'il y a de plus surprenant encore, c'est de voir les membres de l'Académie royale de chirurgie, au lieu de relever de l'oubli les connaissances que nous avaient léguées ces premiers maîtres, les négliger eux-mêmes si complètement, qu'on serait tenté de croire qu'ils les ignoraient.

Il faut véritablement arriver jusqu'à J. Hunter, pour trouver les premières observations sérieuses qui aient été faites sur elles, et particulièrement sur la granulation et sur l'adhésion ; à Delpech, pour discerner la force rétractile si remarquable dont elles sont douées; à Dupuytren, pour connaître leurs maladies et leurs dégénérescences; à quelques micrographes modernes, pour bien saisir les différentes phases de leur évolution ; à M. Laugier, pour rattacher certaines modifications qu'elles présentent, aux divers états pathologiques des granulations qui les précèdent ; enfin, à Dupuytren, Delpech, Roux, Dieffenbach, Blandin, Lisfranc, à MM. Jobert de Lamballe, J. Guérin, etc., etc., pour connaître l'étendue des ressources que la chirurgie moderne peut déployer contre elles.

Mais, malgré la haute valeur des hommes d'élite qui s'en sont occupés ; malgré toute l'importance des travaux qu'ils leur ont consacrés ; malgré le nombre des moyens qu'ils ont fournis pour y remédier, on peut encore assurer aujourd'hui, que la science des cicatrices est loin d'être complète.

Nous ne savons rien sur ce qu'il y aurait à faire pour les prévenir ; rien, sur le mécanisme qui préside à leur évolution ; rien d'efficace sur ce qui peut prévenir leur récidive ; rien non plus, sur la valeur du tissu cicatriciel, considéré comme élément de réparation. Frappés sans doute, de son aspect désagréable, et de sa texture quelque peu rudimentaire, tous semblent s'accorder, au contraire, pour le proscrire du domaine de la chirurgie réparatrice.

Je vais essayer de réparer ces omissions et de combler ces lacunes ; puis, j'examinerai ensuite jusqu'à quel point cette proscription est juste et fondée.

II.

Il est peu de phénomènes plus intéressants à observer que ceux de la cicatrisation des plaies. A peine l'écoulement du sang qu'elles fournissent au début est-il arrêté, qu'on voit ce travail de réparation s'annoncer par le suintement d'un liquide plastique, qui se concrète promptement en formant une première couche qui suffit déjà pour couvrir et abriter les parties dénudées. Au bout de quelques jours, cette première couche s'épaissit, rougit, se vascularise, devient granuleuse et se couvre de pus. On la désigne alors sous les noms de membrane granuleuse, de membrane des bourgeons charnus, ou de membrane pyogénique, selon qu'on a plus particulièrement égard à son aspect, à sa nature ou à sa fonction temporaire. Puis, après un temps variable, cette seconde membrane cesse de fournir du pus; elle se couvre d'un épiderme, prend de la solidité, réunit et protége efficacement les parties lésées, et porte alors le nom de membrane cicatricielle, de membrane inodulaire, ou simplement, de cicatrice.

Le travail de la cicatrisation nous fait donc assister à la formation d'un tissu nouveau, pendant la durée de laquelle nous voyons le suc réparateur revêtir successivement trois formes : celle de couche plastique, celle de membrane granuleuse, et enfin, celle de membrane cicatricielle. De là, trois états différents, trois transformations distinctes, sous lesquels nous allons l'examiner.

Mais avant de nous occuper de chacune d'elles, nous devons faire remarquer que, bien que ces trois transformations se succèdent habituellement dans les plaies exposées au contact de l'air, on ne les rencontre pas nécessairement dans toutes les autres. Il n'est même pas rare de voir la seconde ou la troisième manquer entièrement. C'est ce qu'on observe notamment, lorsque les bords d'une plaie, placée d'ailleurs dans des conditions favorables, sont exactement affrontés au moment où la lymphe plastique est déposée entre eux. Dans ce cas, ce suc les agglutine aussitôt l'un à l'autre, et produit ce qu'on appelle une *réunion immédiate,* dont la présence prévient nécessairement la formation de la membrane granuleuse. Il en est encore à peu près de même lorsque les surfaces traumatiques, écartées jusque-là, viennent à être rapprochées au moment où elles sont déjà couvertes de granulations; ce simple rapprochement suffit dans ce cas pour provoquer leur adhésion, qu'on désigne alors sous le nom de *réunion médiate*, à cause de l'épaisseur plus grande de la double couche qui se trouve interposée entre ses lèvres.

Cependant, il est loin d'en être de même dans les circonstances les plus communes. Ainsi, quand la plaie reste béante, que des caillots sanguins ou des corps étrangers sont interposés entre ses lèvres; quand celles-ci ne sont pas convenablement abritées contre l'action de l'air ou des agents extérieurs; quand il existe une perte de substance de quelque étendue; ou bien, quand une cause quelconque, locale ou générale, éveille une action trop vive dans les parties lésées : dans chacun de ces cas, ainsi que dans quelques autres plus ou moins analogues, on voit apparaître et se succéder régulièrement les trois états que nous avons indiqués ci-dessus, et que nous allons étudier d'une manière plus complète.

Afin de borner le champ de ces études, et de le circonscrire dans des limites qui me permettent d'atteindre le but spécial que je poursuis, je supposerai d'abord que nous avons affaire à une plaie simple, récente, bien nettoyée et dont l'écoulement du sang est arrêté. Dans un cas semblable, le travail réparateur débute par le suintement d'une sérosité rosée et semi-transparente, qui se dépose sur la surface des lèvres, sous forme de gouttelettes isolées et amorphes. Celles-ci se multiplient rapidement, se rapprochent avec une certaine régularité; puis elles s'épaississent, et s'étalent bientôt sous forme de couche demi-concrète, sorte de couenne dans laquelle tardent peu à paraître les premières traces d'une organisation manifeste. Ev. Home a pu, en effet, injecter une artère et une veine de nouvelle formation, dans une couche semblable, développée sur une anse intestinale, chez un sujet mort vingt-neuf heures seulement après une opération de hernie étranglée (1).

Lorsqu'on a soumis ce suc réparateur, cette lymphe plastique organisable, ce *plasma*, comme disent les micrographes allemands, à l'analyse chimique, on l'a trouvé essentiellement composé d'une substance albumineuse, ou plutôt fibro-albumineuse. Il aurait sa source dans le sang, selon J. Hunter (2); ou proviendrait seulement de l'extravasation des éléments de ce liquide, selon Kaltenbrunner (3); ou bien, il serait exclusivement fourni par une exhalation séreuse modifiée du tissu cellulaire, d'après M. Cruveilhier (4). Quoi qu'il en soit, il ne tarde pas à s'épaissir et à se concréter, de manière à former une sorte de pseudo-membrane, dont la présence caractérise cette première période du travail réparateur.

Mais si, au lieu d'être simple, comme nous l'avons supposée, cette plaie est couverte d'une escarre, si elle siége dans les profondeurs de l'organisme, si elle renferme un corps étranger ou la matière de quelque épanchement, comme cela se rencontre dans les foyers apoplectiques, dans les ecchymoses, etc., alors, au lieu de suinter au-dehors et d'être exposée à la vue, cette lymphe plastique est exhalée sur la surface d'une séreuse, ou bien autour du foyer qui touche au corps étranger, ainsi que dans les mailles des tissus circonvoisins. Mais, dans tous les cas, elle est soumise

(1) Trait. des ulcères.
(2) OEuv. compl., t. 1, p. 444. Paris, 1843, trad. par M. Richelot.
(3) *Experimenta circa statum sanguinis et vasorum in inflammation.*
(4) Trait. d'Anat. Pathol. général., t. 1, p. 222.

aux mêmes changements : elle se concrète et s'organise promptement.

On ne tarde pas à observer, en effet, comme le font remarquer MM. A. Bérard et Denonvillers, des courants sanguins qui s'établissent à travers sa trame, et bientôt de véritables vaisseaux qui s'y forment spontanément et de toutes pièces, comme cela se voit pendant l'incubation du poulet (1). C'est ce que Béclard semble avoir démontré par l'injection d'une fausse membrane récente, dans laquelle on ne découvrait pas encore de vaisseaux sanguins. En la piquant au hasard, avec la pointe effilée d'un tube à mercure, il vit bientôt ce métal pénétrer dans la lymphe plastique, et se loger dans de petits canaux ramifiés, plus larges dans le centre de la fausse membrane, et terminés en cul-de-sac vers les surfaces libre et adhérente (2).

Dans tous les cas, ces vaisseaux de nouvelle formation, d'abord indépendants les uns des autres et de ceux des lèvres, tardent peu à s'anastomoser entre eux et avec les capillaires voisins. C'est ainsi que s'achève le développement que comporte ce premier degré d'organisation, et que se prépare la transformation de cette première couche en membrane granuleuse, transformation qui s'annonce elle-même, par la sécrétion du pus.

C'est, en général, vers le quatrième ou le cinquième jour que s'opère cette première transformation. Elle s'annonce non seulement par la sécrétion du pus, mais encore par l'apparition de petites saillies molles, mamelonnées, coniques, sensibles, d'une teinte vermeille, qu'on voit poindre à travers son épaisseur et bientôt se développer inégalement

(1) Compend. de chir. pratiq., t. I, p. 171.
(2) Anat. génér., p. 185. 1823.

sur tous les points de sa surface ; puis se multiplier rapidement, croître et se rapprocher jusqu'à se toucher. A ce moment, ils s'unissent entre eux de manière à former une membrane continue, d'un aspect tout nouveau, qu'on désigne sous les noms de membrane granuleuse, de membrane des bourgeons charnus ou de membrane pyogénique. Mais ce qui caractérise tout particulièrement celle-ci, c'est la présence des *granulations* ou *bourgeons charnus* qui la constituent essentiellement.

On a cru jusqu'ici, que cette membrane provenait de la transformation de la couche plastique épaissie par la vascularisation et la turgescence qui s'établissent en elle, à un moment donné : l'opinion commune ne voit en elle, en effet, qu'un simple épanouissement de cette première couche, occasionné par le développement des vaisseaux de nouvelle formation et par une sécrétion de lymphe plastique, qui ne peuvent se produire dans son épaisseur sans en accroître le volume.

Cependant, cette opinion est contestée par M. Laugier, qui, loin de la considérer comme une membrane unique, ne la regarde au contraire, que comme le produit d'une sorte de stratification. Selon lui, quarante-huit heures après sa formation, la couche plastique offrirait déjà de petites taches rouges comme ecchymotiques qui, étudiées à la loupe, se résolveraient en filaments vasculaires très-ténus et devraient être considérés comme l'origine première ou la matrice des bourgeons charnus. Ceux-ci, une fois formés, sécréteraient une grande quantité de lymphe coagulable, dont la partie la plus consistante s'organiserait à leur surface pour former de nouveaux bourgeons charnus, tandis que l'autre, plus ténue, serait rejetée sous forme de pus, ou se dessécherait pour former des croûtes destinées à protéger leur surface (1). D'après cette manière de voir, l'hiatus d'une plaie exposée se comblerait par une véritable stratification, qui s'effectuerait par l'exsudation de la lymphe plastique s'organisant de couche en couche, et du fond à la surface, jusqu'à ce qu'une dernière couche se couvrant d'épiderme arrive à marquer le terme du travail réorganisateur.

Pour démontrer expérimentalement la marche de ce travail, M. Laugier lave avec soin une plaie en pleine suppuration, place entre plusieurs bourgeons charnus du centre quelques grains de charbon finement porphyrisé, et couvre aussitôt sa surface d'un morceau de baudruche enduit d'une solution concentrée de gomme arabique. L'appareil enlevé le lendemain avec grand soin et le pus entraîné par un filet d'eau, on observe, dit-il, à l'aide d'une loupe : 1° que les grains de charbon ne peuvent être enlevés ni par le filet d'eau, ni par le doigt promené légèrement sur la surface de la plaie; 2° qu'ils ont perdu de leur couleur noire et paraissent comme grisâtres et recouverts d'une mince pellicule. Il ajoute qu'en réitérant la même expérience les jours suivants, on remarque que les grains de charbon semblent s'enfoncer de plus en plus, et finissent même par disparaître (2).

Cette observation, toute probante qu'elle paraisse au premier aperçu, n'est cependant pas tout-à-fait convaincante. On sait, en effet, que toutes les surfaces des plaies absorbent d'une manière assez active les substances en contact avec elles; l'expérience a appris, d'autre part, que

(1) Thèse de M. Parmentier, sur la cicatrisation des plaies exposées au contact de l'air. Paris, 1854.

(2) *Ibid.* Obs. 1, p. 33.

le charbon lui-même, mis en contact avec la surface des intestins, pouvait traverser leurs parois, comme l'a prouvé sa présence au milieu des vaisseaux chylifères qui en naissent. Il n'est donc pas impossible que cette pénétration s'opère, dans l'un et l'autre cas, par un mécanisme semblable.

Mais, tout en admettant que l'absorption est incapable par elle-même de l'opérer, ne pourrait-on pas, à son défaut, l'attribuer à la simple pression exercée sur ces molécules, plus ou moins dures et résistantes, par l'appareil qui les comprime? Ne serait-ce pas un phénomène de pénétration tout-à-fait comparable à celui qu'on admet pour expliquer l'introduction des corps gras plus ou moins finement émulsionnés, dans les villosités intestinales? On sait en effet, en ce qui concerne ceux-ci, que l'absorption par endosmose est absolument étrangère à leur introduction dans les vaisseaux chylifères, et que la contraction musculaire de l'intestin, qui s'exerce sur eux, pour les faire cheminer avec le bol alimentaire dans l'intérieur du canal, n'y parvient elle-même, qu'après les en avoir exprimés, et surtout, qu'en les pressant avec une certaine force, contre leur paroi muqueuse, ou plutôt, contre les parois molles et spongieuses des villosités intestinales (1).

En tous cas, les bourgeons charnus, leur ayant une fois livré passage, soit par une cause, soit par l'autre, trouvent dans la force adhésive qu'ils possèdent à un si haut degré, tout ce qu'il faut pour oblitérer les ouvertures qu'ils ont traversées, et par conséquent pour les fixer plus ou moins profondément au point de les soustraire à la vue?

J'ajouterai, d'ailleurs, que je n'ai pas obtenu les mêmes résultats que M. Laugier en répétant cette expérience. Je

(1) J. Béclard, Trait. de physiol. hum., p. 156.

dois avouer avant tout cependant, que je l'ai essayée dans des conditions toutes différentes de celles que je viens de rappeler, afin de la prémunir contre de semblables objections. Ainsi, au lieu de charbon, c'est-à-dire, au lieu d'un corps dur et résistant que la pression de l'appareil nécessaire pour le maintenir en contact, peut faire pénétrer mécaniquement dans son épaisseur, j'ai appliqué sur toute l'étendue d'une plaie en voie de réparation, un mucilage de gomme très-épais et fortement chargé de différentes couleurs. Eh bien! dans ce cas, je n'ai jamais observé d'autre coloration que celle de la surface des bourgeons charnus! Cette coloration, il est vrai, s'affaiblissait, à mesure que la cicatrisation avançait, mais elle demeurait toujours superficielle et ne laissait percer aucune teinte profonde, qui pût faire soupçonner qu'une couche membraneuse se fût développée en dehors d'elle.

Ces expériences me portent donc à penser que la stratification est plutôt apparente que réelle, et que les faits connus ne sont pas assez péremptoires pour la faire admettre à la place du développement continu, adopté jusqu'ici.

Mais, quel que soit son mode de développement, chaque granulation présente, lorsqu'on l'examine à la loupe, une forme, une couleur et une organisation semblables à celles de toutes les autres. Sous une toile transparente et des plus ténues, chacun de ces petits cônes rosés offre une riche vascularisation produite par des anses à courbes concentriques, dont l'origine est indépendante et la circulation isolée. Ces anses paraissent toutes sortir de leur centre, et s'irradier vers les granulations voisines. Ce centre lui-même est rempli par une substance granuleuse amorphe, qui le constitue en grande partie; on y rencontre en outre quelques fibrilles entre-croisées d'un tissu cellulaire de nouvelle formation, et quelques éléments fibro-plastiques à noyaux assez gros et pâles. Les saillies coniques qu'elles forment, vermeilles quand elles sont saines, violacées, pâles et blafardes quand elles sont liées à un état maladif général ou local, présentent un aspect et une consistance variables, selon les éléments qui y prédominent. Ainsi, suivant Vogel (1), lorsque c'est la formation des vaisseaux qui prévaut, les bourgeons charnus sont d'un rouge vif; pâles, lorsqu'ils s'y montrent en petit nombre; fermes, quand le tissu cellulaire l'emporte sur les autres; mous et spongieux, lorsqu'ils renferment beaucoup de pus.

Mais, quels que soient cet aspect et cette consistance, leur agglomération sous forme de couche continue, leur rapprochement et leur agglutination, ne les constituent pas moins en un seul tout, en une véritable membrane, dont la fonction est d'exhaler, pendant un temps variable, une quantité plus ou moins considérable de pus. Puis, cette sécrétion venant à diminuer, le liquide exhalé finit par perdre ses caractères pour reprendre ceux de la lymphe plastique qui avaient disparu. Alors, les bourgeons charnus s'unissent plus intimement entre eux, leur couche superficielle se couvre d'épiderme, et ils arrivent ainsi à accomplir le dernier acte de la réparation, celui de la transformation de cette membrane granuleuse en *membrane cicatricielle*.

Ce dernier travail nous intéresse à un double titre : c'est lui qui non seulement produit les cicatrices régulières et normales, mais c'est lui aussi qui préside au mécanisme des cicatrices vicieuses, objet principal de notre examen. Nous commencerons toutefois par nous occuper de l'étude de la production normale des cicatrices, afin d'arriver à com-

(1) Anat. Path., p. 161.

prendre plus facilement ensuite certaines aberrations que lui fait subir, dans son évolution, l'influence de quelques conditions exceptionnelles.

Dans les circonstances ordinaires, ce travail s'annonce par une nouvelle exhalation de lymphe plastique qui succède à celle du pus. La matière sécrétée se dépose parfois, sous forme de couche mince, rouge et tomenteuse, sur toute l'étendue des bourgeons charnus, mais le plus souvent, elle se borne à couvrir le cercle le plus excentrique des granulations. Dans quelques cas plus rares, on la voit paraître sur plusieurs petits îlots distincts, épars çà et là sur le centre de la plaie. Dans les deux premiers cas, on voit cette nouvelle production se couvrir promptement d'épiderme et envahir successivement toute son étendue, en s'avançant de la circonférence au centre; dans le second, au contraire, elle marche d'un îlot à un autre îlot quand il en existe plusieurs, en même temps que de chacun de ceux-ci partent des irradiations qui cheminent vers celles qui convergent de la périphérie.

Mais, quel que soit le lieu où elle se dépose, cette sorte de glu vivante se solidifie rapidement, et se transforme en même temps en une pellicule mince, lisse, rosée et fragile, qui couvre la surface des granulations. Cette transformation est pour l'ordinaire assez marquée pour qu'on puisse l'apercevoir à la simple vue; cependant, il arrive encore assez souvent qu'elle s'opère d'une manière tout-à-fait inaperçue, parce que la ténuité et la transparence de cette pellicule sont si grandes, que sa présence échappe à un premier examen. Mais, dans ce cas, les effets qu'elle produit, soit sur les granulations, soit sur les bords de la plaie eux-mêmes, sont assez tranchés pour en révéler la présence.

En effet, elle commence à peine, qu'on voit aussitôt les granulations pâlir, se déprimer et offrir une surface plus lisse; tandis que, d'autre part, les bords de la plaie, libres jusque-là, se soudent à elles, leur adhèrent intimement et se rapprochent de leur centre, de manière que la cicatrice qui leur succède offre une étendue notablement moins grande qu'auparavant. D'ailleurs, en admettant que le doute puisse se produire au début, il ne peut longtemps durer; car ce premier travail est promptement suivi d'un second; puis celui-ci, d'une suite d'autres; et ceux-ci, en se succédant avec plus ou moins de rapidité, arrivent enfin à envahir successivement tous les cercles concentriques des granulations et à les transformer en une véritable membrane d'un aspect bien différent.

C'est à cette membrane d'abord mince, frêle, rosée, souvent grippée, humide ou recouverte de croûtes caduques et renouvelables, mais qui devient avec le temps plus épaisse, plus solide, plus blanche, plus lisse et plus sèche; c'est à ce *tissu nouveau* que Delpech a donné le nom d'*inodules* ou de *tissu inodulaire* (1), Dupuytren, celui de *tissu de cicatrice* (2), et quelques auteurs récents, celui de *tissu cicatriciel.*

Cependant, ce tissu est loin d'offrir toujours le même aspect; et, sous ce rapport, on le distingue en deux espèces différentes, selon que les cicatrices qu'il constitue sont *régulières* ou *vicieuses.*

On dit qu'une cicatrice est *régulière,* quand elle se moule plus ou moins exactement à la forme de la plaie, qu'elle en suit les lignes et les contours, qu'elle s'étale dans des limites suffisantes, qu'elle s'élève à peu près au niveau des té-

(1) Chir. cliniq. de Montpel., t. II, p. 360.

(2) Leç. oral., t. II, p. 42.

guments voisins, qu'elle leur adhère solidement, mais en conservant une certaine mobilité par rapport aux tissus sous-jacents, enfin, lorsqu'elle remplit, dans de certaines limites, les principales fonctions du tissu détruit.

On la dit, au contraire, *irrégulière* ou *vicieuse*, quand, loin de se mouler à la forme des plaies, elle en prènd une qui en diffère notablement; quand elle est fortement déprimée, ou adhérente, ou couverte de mamelons, de colonnes, de reliefs plus ou moins considérables; quand elle est trop courte pour permettre le jeu régulier des organes voisins; ou bien, quand elle les dévie et les déforme; ou bien encore, quand elle réunit anormalement deux organes voisins, qu'elle rétrécit une ouverture ou un conduit naturels, qu'elle en opère l'occlusion ou l'oblitération, etc.

III.

Je n'insisterai pas plus longtemps sur les cicatrices régulières; leur connaissance est plutôt curieuse que véritablement utile au point de vue pratique. J'aime mieux m'occuper de l'évolution des cicatrices vicieuses et rechercher quelles sont les circonstances qui paraissent plus particulièrement jouer un rôle dans leur production.

Pour arriver à en saisir plus facilement le mécanisme, je reviendrai quelque peu sur les phénomènes de la cicatrisation, mais pour les considérer, cette fois, dans trois états nouveaux qui, selon qu'ils se produisent avec exagération ou avec insuffisance, me semblent offrir la cause la plus importante des principales difformités qu'elles peuvent présenter.

Le premier phénomène qui nous a frappé dans l'étude du travail de réparation, ç'a été l'exhalation de la lymphe plastique. Mais ce suc organisable n'existe lui-même qu'à l'état transitoire, et n'est en réalité que le premier degré d'organisation de la membrane des bourgeons charnus. « La granulation ne diffère pas essentiellement de la » production de la lymphe plastique, disent MM. A. Bérard » et Denonvillers, ou plutôt, ce n'est au fond que le même » travail (1). »

C'est par ce motif qu'on peut négliger sa production et que la confondant avec la granulation, je désigne cette première période ou ce premier état de la cicatrisation, sous le nom de *gemmation*, afin d'appeler plus particulièrement l'attention sur l'existence des bourgeons charnus dont le développement et la présence la caractérisent spécialement; et aussi, parce que j'attribue à leur production plus ou moins exagérée, l'origine de plusieurs cicatrices vicieuses, telles que les cicatrices saillantes et les cicatrices déprimées.

Un second phénomène qui n'est pas moins remarquable que le précédent, c'est la transformation de ces bourgeons charnus en un tissu sec, dense et résistant.

Eux qui peu avant étaient si mous, que la plus légère pression suffisait pour les écraser; si peu adhérents, que le plus léger frottement pouvait les détacher; si peu unis entre eux et aux parties voisines, que le plus petit effort parvenait à les isoler, voilà que tout-à-coup, ils prennent de la consistance et de la solidité; qu'ils s'unissent tout à la fois entre eux, aux tissus sous-jacents et à la peau voisine; et que toutes ces productions, que tous ces tissus, naguère isolés et distincts, ne font plus qu'un seul tout,

(1) *Ibid.*, t. I, p. 179.

et que leur fusion est complète : tout s'est uni, agglutiné, soudé.

C'est pour cela que je désigne sous le nom *d'adhésion*, ce second ordre de phénomènes, dans lequel nous retrouvons encore, selon que celle-ci s'est produite avec plus ou moins d'intensité, l'origine des réunions anormales, des rétrécissements et des oblitérations, ou au contraire, de certaines divisions, de certaines fissures, plus ou moins considérables.

Enfin, un troisième ordre de phénomènes qui, examiné de ce point de vue, n'a pas moins d'importance que les deux premiers, c'est celui qui concerne la *rétraction* du tissu nouveau, et qui est fort distinct des deux premiers.

Qu'on examine, en effet, les phénomènes de la gemmation, et l'on ne tardera pas à remarquer que les bourgeons charnus vont sans cesse en s'accroissant, tandis que les bords de la peau demeurée saine aux environs, s'élargissent incessamment, comme pour contenir leur masse toujours croissante. Mais, voilà qu'à un moment donné, tout change et suit une marche opposée : les granulations se dépriment et se rapprochent l'une de l'autre, tandis que les lèvres de la plaie se resserrent et les suivent à peu près à la manière de l'ouverture d'une bourse dont on serrerait le cordon; de telle sorte que pendant ce temps, on voit la surface de la cicatrice diminuer chaque jour d'étendue et aller même jusqu'à se réduire progressivement, à la moitié, au tiers, au quart, et quelquefois même, à la centième partie seulement, du diamètre qu'elle offrait avant ! C'est à ce phénomène que je donne le nom de *rétraction*, phénomène que personne ne conteste aujourd'hui, depuis que Delpech en a fait connaître les principaux caractères, sous le nom de *rétractilité*.

Tout le monde connaît cette simple expérience qui suffit d'ailleurs pour la mettre hors de doute. Que l'on trace avec un crayon de nitrate d'argent par exemple, une marque également distante des bords d'une plaie en voie de cicatrisation, ou bien comme Rasori, qui le premier a fait cette expérience à Pavie, sur la fin du dernier siècle, « que l'on marque d'a- » bord trois points, avec le nitrate d'argent, autour d'une » plaie convenablement située, de manière à circonscrire » l'aire de cette plaie, et qu'en même temps chacun de ces » trois points soit à une petite distance des bords; » on constatera facilement que « à mesure que l'aire inscrite se » resserre, le triangle se rapetisse, et que néanmoins les » points ne s'approchent pas des bords de la plaie (1). »

L'expérience du professeur Rossi de Parme, ne paraît pas moins concluante. « Quand la plaie se trouve assez rap- » prochée d'une proéminence osseuse, dit-il, il suffit de » marquer sur celle-ci un point avec le nitrate d'argent, et » à mesure que la plaie se rétrécit, l'on voit ce point des- » cendre d'où il avait été placé (2). »

Il est donc bien difficile de s'expliquer comment un esprit aussi judicieux que J. Hunter, a pu voir cette rétraction « dans le pourtour de la peau voisine » (3), tandis que cette simple expérience démontre si clairement qu'elle est toujours passive. Elle peut sans doute se tendre ou se plisser, céder ou résister, selon son degré de souplesse et de mobilité; mais en tout cela, elle ne fait évidemment qu'obéir à la rétraction du tissu nouveau : elle avance à mesure qu'il l'attire, elle parcourt les mêmes étapes et ne fait que répondre aux appels qu'il lui fait.

(1) Théorie de la phlogose, t. II, p. 22, trad. p. S. Pirondi.

(2) *Ibid.*, p. 23.

(3) OEuv. compl., t. III, p. 551, trad. de M. Richelot.

Mais en outre, ce qui ne me paraît pas moins facile à établir, c'est que la *rétraction*, selon qu'elle agit avec plus ou moins d'énergie, avec plus ou moins de persévérance, peut aussi occasionner elle-même un certain nombre de cicatrices vicieuses, parmi lesquelles il suffit de citer les brides et les cicatrices trop courtes.

Maintenant, que la gemmation, que l'adhésion et que la rétraction soient des forces physiques ou vitales; qu'elles ne soient que de simples états liés à tel ou tel degré de l'évolution des cicatrices; ou même, qu'elles ne soient que des phénomènes tout-à-fait secondaires : que la rétraction, par exemple, soit due à une force vitale connue sous le nom de rétractilité, ou à l'élasticité du tissu nouveau ; ou bien, qu'elle soit due à l'absorption lente mais énergique de la matière amorphe qui entre dans la composition des bourgeons charnus, et par suite, au rapprochement des éléments qui ont forme de fibre, etc., peu m'importe.

Je n'ai d'autre souci que d'établir leur réalité, de bien les distinguer l'une de l'autre et de rechercher le rôle qu'elles jouent dans la production des cicatrices vicieuses. Ce rôle toutefois, j'ai hâte de le dire, ne leur est pas exclusif, bien qu'elles y concourent pour la plus grande part.

Il est telle condition en effet, qui provient de la cause vulnérante, des organes qu'elle intéresse, de l'état du sujet ou des circonstances qui l'environnent, et qui peut les modifier d'une manière assez notable pour les amener à produire des effets variés dont elles ne sont véritablement que les instruments.

Examinons donc d'abord chacune de ces conditions. Il nous sera plus facile ensuite d'apprécier la part définitive qui leur revient à elles-mêmes dans la production des cicatrices vicieuses.

L'examen le plus superficiel des plaies, pendant leur période de gemmation, permet de suite, lorsque l'on compare entre eux les différents degrés de développement de leurs bourgeons charnus, de constater entre ceux-ci des différences assez notables. Dans les unes, ces bourgeons sont développés en excès, dans d'autres, ils sont à peine visibles, tandis que dans d'autres encore, ils offrent des nuances tout-à-fait exceptionnelles.

Parmi les circonstances qui paraissent plus particulièrement favoriser leur excès de développement, je noterai en premier lieu, la jeunesse, la force, un état pléthorique local ou général; et en second lieu, des états fort différents, tels que : la constitution lymphatique, un certain degré de faiblesse et l'œdème lui-même. Mais, il faut ajouter toutefois, qu'au lieu d'être rouges et vermeils, les bourgeons charnus sont pâles et mous dans le second cas.

La brûlure par des liquides, l'action de certains virus, la présence d'un corps étranger ou celle d'un os nécrosé, au sein de la plaie ; un semi-étranglement des bourgeons, etc., produisent un effet semblable. Tout le monde sait combien sont fréquentes les plaques muqueuses et les excroissances après les chancres vénériens. La lésion des organes riches en tissu cellulaire et vasculaire, y prédispose aussi notablement. Enfin, une forte alimentation, l'application de topiques irritants ou de corps gras, etc., ont une influence non moins remarquable sur leur accroissement.

On voit rarement au contraire, les bourgeons charnus acquérir un développement complet chez les personnes avancées en âge, épuisées, atteintes de phthisie ou d'un état cachectique. La pourriture d'hôpital les détruit rapidement, la morve les empêche de naître, les ulcères phagédéniques les retardent. Je ne rappellerai pas l'effet de l'adossement des lèvres d'une plaie récente, dont le contact, en produisant une réunion immédiate, s'oppose à leur production. Il en est encore de même, bien que par des motifs fort différents, quand les vaisseaux d'une région sont détruits, ou quand cette lésion porte sur des aponévroses, des tendons, des cartilages, etc.; cependant, on les voit quelquefois se montrer après la destruction du tissu cellulaire, et dans les plaies qui ont intéressé les os, le cerveau, le foie, etc., bien que ce soit en général, à un très-faible degré. Une alimentation insuffisante, les passions tristes, de vives préoccupations, l'emploi inopportun des purgatifs, la co-existence d'une autre maladie, etc., enrayent encore puissamment leur accroissement. Tout le monde connaît l'action des astringents, des styptiques et de la compression sur eux.

Je ne dirai qu'un mot de la teinte violette ou livide qu'ils contractent dans le scorbut; de l'influence de la station droite sur ceux des membres inférieurs; de la compression exercée entre le cœur et le point où ils siégent; de la teinte jaune que l'ictère leur communique; de la pâleur qu'ils revêtent chez les sujets épuisés, atteints d'œdème ou qui abusent des topiques émollients et relâchants; de la couleur variée qu'ils offrent, après l'application de certains onguents, de certains topiques bruns, noirs, rouges, etc., qui ont pu les pénétrer.

On comprend que ces différents états des bourgeons charnus exercent une action assez puissante sur le degré de solidité que présente l'adhésion qui leur succède : elle sera nécessairement plus grande quand ils sont fermes et résistants; moindre, quand ils sont pâles et mous. Elle sera encore plus grande, chez les sujets jeunes, forts et vigoureux, que chez les vieillards épuisés par l'âge, la misère ou la maladie. Elle se produit surtout avec une grande puissance après les brûlures, et dans quelques cas de simples érythèmes érodants, quand les surfaces voisines, une fois dénudées, sont maintenues en contact et en repos, mais surtout, quand cette dénudation a porté sur l'angle qui sépare deux organes qui se touchent, comme les doigts, les paupières, les lèvres, etc. Elle est moins prononcée, au contraire, quand les granulations sont soulevées et tendues par la saillie des organes sous-jacents; elle l'est à peine dans les tissus fibreux et dans les tissus flasques et mous.

La rétraction paraît elle-même obéir aux mêmes lois et se modifier par les mêmes influences. Très-prononcée chez les sujets forts, doués d'une constitution énergique, à fibre sèche et qui semble vibrer de ton et d'élasticité, elle l'est surtout après les brûlures, les grandes pertes de substance, une suppuration prolongée, notamment quand ces lésions ont atteint la peau, les tissus cellulaire ou musculaire. Elle semble encore favorisée par la mobilité des organes voisins, par le froid ou l'exposition prématurée des cicatrices à l'air; par la chaleur sèche, l'application des toniques et des astringents.

Mais on la voit s'affaiblir dans les circonstances opposées : notamment, chez les sujets âgés, de constitution lymphatique, à tissus mous et lâches, atteints de plaies contuses faites par des corps orbes ou émoussés, par des éclats d'obus, etc., qui ont plus ou moins énervé nos tissus en les labourant et en les déchirant. Elle est à peine prononcée dans les os, les cartilages, les tendons et les aponévroses ; peu apparente dans le foie, les reins, le cerveau et les nerfs. Les artères et les veines semblent l'offrir au plus faible degré. On connaît les dilatations anévrismales et variqueuses qui succèdent si souvent à la réunion de leurs plaies. Bien qu'on puisse les attribuer sans doute en grande partie à l'impulsion du sang qui les distend incessamment, elles n'en attestent pas moins une bien faible résistance à cette impulsion.

L'extension, la distension et la compression l'affaiblissent encore singulièrement, et me paraissent avoir été négligées à tort, quand il s'agit de parer à son excès de développement. J'en dirai autant de l'action des douches, de la vapeur, des onctions, des embrocations, etc.

Telles me paraissent être les conditions générales qui agissent sur la gemmation, sur l'adhésion et sur la rétraction, et par suite de l'excès ou de l'insuffisance du développement qu'elles produisent en elles, qui concourent plus ou moins directement à la production des cicatrices vicieuses.

Il n'est pas besoin de faire observer, je crois, que leur action n'est jamais que secondaire ; mais il n'en est pas moins manifeste qu'elle a une grande valeur. Car c'est elle en effet, qui prépare les voies, qui présente les conditions et qui fournit les moyens. Examinons donc dans quelle mesure ces conditions, en ajoutant leur concours à l'action plus spéciale de la gemmation, de l'adhésion et de la rétraction, doivent s'y associer pour favoriser particulièrement le développement de telle ou telle variété de cicatrices vicieuses.

Nous avons déjà fait observer que toutes les causes qui produisent la gemmation en excès, semblent favoriser également le développement des cicatrices saillantes. Et il me suffira de rappeler parmi elles, le jeune âge, la constitution lymphatique, l'action de certains caustiques, les pansements faits avec des corps gras ou avec des substances émollientes ou relâchantes, pour que tout le monde apprécie leur influence sur l'accroissement des bourgeons charnus : nous pouvons donc admettre que ces causes prédisposent indirectement aux cicatrices saillantes, qui ne sont presque toujours que la conséquence immédiate de l'excès de développement de ceux-ci.

Nous pouvons noter aussi comme un fait remarquable et tout particulier à ces cicatrices, qu'elles conservent en général la forme des plaies qui les ont précédées : qu'elles sont rondes, dans celles qui offraient cette disposition ; en colonnes, dans celles qui étaient longues et étroites ; gaufrées, quand cette cause, comme une flamme errante et passagère, a entamé la peau à des profondeurs inégales et de manière à provoquer, par places seulement, des granulations qui sont venues encadrer des espaces plus ou moins respectés ; chagrinées, quand elle a agi plus superficiellement encore, et comme le fait un vésicatoire par exemple, de manière à détruire isolément et sur de petites surfaces seulement, ici, l'épiderme ; là, le pigmentum ; à côté, le corps muqueux ; ailleurs, une épaisseur plus ou moins grande de la peau. On s'explique comment, limitée ainsi dans certains points, elle a pu y produire une simple irritation, qui a eu pour conséquence d'accroître seulement la production de la matière colorante qui double l'épiderme ; tandis que dans d'autres, en ayant détruit une plus grande épaisseur, elle a mis à nu, en quelque sorte, les lamelles nacrées de son corion, etc.

Mais, ce qui ne ressort pas moins naturellement de ces considérations, c'est que, lorsqu'au lieu de se produire en excès comme nous l'avons supposé, la gemmation est insuffisante ou incomplète ; c'est-à-dire, lorsque sous l'influence de conditions contraires, elle ne s'est pas développée suffisamment pour combler un vide laissé par une grande perte de substance, par l'issue d'un os nécrosé, par une résection partielle, etc., une cicatrice déprimée doit nécessairement lui succéder.

Une autre condition propre à favoriser le développement des cicatrices vicieuses, qui n'est pas moins remarquable que celles que nous venons de passer en revue, c'est celle qui concerne les rapports des bourgeons charnus, soit entre eux, soit avec la surface qui les produit, surtout lorsqu'on la considère au moment où l'adhésion vient à s'en emparer.

Se touchent-ils seulement par la base, comme cela s'observe dans les plaies larges et étendues? l'adhésion se borne dans ce cas, à les réunir par leurs côtés correspondants, et l'on voit une cicatrice homogène et étalée lui succéder. Se touchent-ils par le sommet? leur agglutination produit alors une réunion médiate; réunion fort avantageuse sans doute, quand elle s'opère entre les lèvres correspondantes d'une solution de continuité en voie de réparation, mais bien moins avantageuse quand elle s'accomplit entre deux organes distincts et contigus, comme sont les paupières, les lèvres ou les doigts, par exemple; car, dans ce dernier cas, en les réunissant en partie ou en totalité et d'une manière anormale, elle altère singulièrement leur action, quand elle ne la rend pas même impossible.

Cependant, elle peut se produire dans des conditions plus fâcheuses encore ! C'est ce qui a lieu notamment, quand elle s'empare des granulations qui tapissent un conduit naturel. Dans ce cas, selon que ces granulations sont simplement rapprochées ou que leurs sommets se touchent, elle produit, ou un simple rétrécissement, ou une oblitération complète.

Bien que ses conséquences soient ordinairement moins graves, quand elle s'établit sur des granulations développées au fond des plaies avec perte de substance, et avant que ce vide soit comblé, ses suites ne laissent pas souvent d'être assez sérieuses. En effet, ce travail de réparation, en s'achevant sur le fond avant d'avoir commencé sur les bords, laisse subsister dans certains cas des crevasses, des fentes ou même de véritables fistules; dans d'autres, il produit seulement des cicatrices plus ou moins fortement déprimées. Mais celles-ci peuvent encore être soudées, ici, à un os qui les immobilise; là, à un muscle ou à un tendon qui les attirent, qui les entraînent et les froncent dans leurs mouvements.

Telles sont les causes qui me paraissent produire les réunions anormales, les rétrécissements, les occlusions, les oblitérations, l'isolement d'un lambeau, les fistules ou les cicatrices adhérentes par leur face profonde.

Bien que la rétractilité soit indiquée comme l'unique cause des cicatrices trop courtes, il ne me paraît pas moins certain que ses effets varient aussi très-notablement, par suite de l'intervention de certaines influences locales qui, pour avoir été méconnues, n'en sont pas moins réelles et dignes du plus sérieux examen. Peut-on admettre *à priori* par exemple, que ses effets seront toujours les mêmes, quelle que soit la forme des plaies où elle agit, et quels que soient la nature, la souplesse et le degré de mobilité des tissus qui les entourent? Elle aura évidemment assez souvent à lutter contre la résistance de plusieurs de ces tissus, et cette résistance devra nécessairement en altérer les effets.

Recherchons donc quels seront les effets de la rétraction dans chacune de ces conditions, et notamment quand elle vient à s'exercer autour d'une ouverture naturelle, quand elle se produit au milieu de tissus libres et mobiles, ou entre des organes fixes ici, mobiles là; ou enfin, entre des parties qui lui résistent également en deux sens opposés.

Vient-elle à se manifester dans une cicatrice située au milieu de tissus libres et mobiles, sur le milieu de la joue, de la poitrine, de l'abdomen, du bras ou de la cuisse, par exemple? dans ce cas tout cède autour d'elle à peu près également, et elle modifie à peine l'aspect du tissu nouveau. De telle sorte que la cicatrice reste longitudinale, ondulée, sinueuse ou ronde, si la plaie qui l'a précédée avait l'une ou l'autre de ces formes. Cependant, il n'en est pas nécessairement ainsi. Des plaies semblables, malgré leur communauté d'origine, ne produisent pas toujours des cicatrices de formes constantes. Il n'est pas même rare de voir des cicatrices droites et étroites succéder à des plaies sinueuses, rondes ou ovales; et au contraire, d'autres larges, obliques ou ondulées, à des plaies étroites, directes et d'égale largeur. En d'autres termes, on voit des cicatrices de formes presque semblables succéder à des plaies de formes les plus diverses, et des cicatrices les plus diverses, à des plaies de formes presque semblables. Il faut donc, dans ces circonstances, admettre l'action de quelque force étrangère à la rétraction, qui intervient dans certains cas et qui n'agit pas dans d'autres.

La diversité des tissus qui entourent la plaie ou qui en tapissent le fond, la différence de nature, de souplesse et de mobilité qu'ils présentent, me paraissent en partie expliquer ces effets; effets d'ailleurs pour la plupart semblables à ceux de la rétraction, qui souvent s'ajoutent aux siens ou luttent plus ou moins activement contre eux, mais dont il faut tenir compte parce qu'ils les modifient et rendent autres les formes définitives de la cicatrice, qu'elles n'eussent été, si la première seule eût agi. Mais, tout en reconnaissant leur importance et leur portée, je me bornerai cependant à m'occuper de la rétraction principalement : d'abord, parce qu'elle joue toujours le premier rôle, et ensuite, parce qu'en entrant dans de plus longs détails à leur égard, cela m'entraînerait à négliger l'essentiel pour l'accessoire.

On reconnaît la rétraction au rétrécissement qui s'établit dans une cicatrice, quand on ne peut l'attribuer à l'une des causes que je viens d'indiquer. Cependant ses effets varient avec le siége et les rapports du tissu réparateur dans lequel on les étudie. Quand elle se produit dans une cicatrice située au milieu de tissus libres et mobiles, elle se manifeste à peu près avec une égale intensité dans tous les points de son étendue. Mais il n'en est plus ainsi, quand elle s'établit dans une cicatrice située entre des parties inégalement mobiles, car, dans ce cas, elle attire toujours la partie la plus mobile vers celle qui l'est le moins. Ses effets sont encore différents, quand elle se produit dans une cicatrice qui réunit des organes qui lui résistent à peu près également; alors, elle les attire l'un vers l'autre, et les rapproche quelquefois au point de les accoler.

Ainsi, dans une cicatrice de la peau des paupières, elle entraîne en dehors leur bord libre et les cils avec lui ; tandis que dans celle de leur muqueuse, elle les renverse en dedans, en les racoquillant et en contournant ce bord libre jusqu'au point d'appliquer les cils contre l'œil. Se manifeste-t-elle sur le front? c'est le cuir chevelu qui résiste et la force d'attirer à lui la paupière plus mobile, et de l'élever souvent jusqu'à la renverser et jusqu'à produire un ectropion. Elle rapproche de la même manière la lèvre supérieure du nez, l'inférieure du menton, la joue de l'oreille, la tête du tronc, le bras de la poitrine, les doigts de la main, soit pour les appliquer contre sa paume, soit pour les renverser sur son dos; elle agit encore de même, entre le poignet et l'avant-bras, le pied et la jambe, les orteils et le pied.

Quand elle s'exerce entre deux parties mobiles en un seul sens, comme entre les deux principaux segments d'un membre par exemple, elle les rapproche souvent de manière à les accoler, et c'est toujours alors vers le plus fort, vers celui qui est le plus voisin du tronc, que l'autre est appelé. Quand elle opère sur le pourtour d'une ouverture naturelle, dont toutes les parties sont souples et mobiles, elle les rapproche toutes l'une de l'autre, et parvient ainsi à la resserrer et à la rétrécir au point parfois d'en produire l'occlusion. C'est ce qu'on a observé assez souvent, dans les ouvertures des paupières, des narines, des oreilles, de la bouche, de l'anus, etc. Cette occlusion ressemble beaucoup, au premier aspect, à celle que produit l'adhésion, il est vrai, mais elle en diffère cependant, en ce que la rétraction ne l'effectue qu'après que l'adhésion est terminée et cela sans que les bords aient contracté aucune adhérence entre eux.

Vient-elle à se produire entre deux points qui lui résistent également? son action est alors beaucoup plus complexe. Cette force aveugle agit cependant toujours de la même manière; mais luttant d'abord en vain contre les résistances qu'ils lui présentent, elle s'en prend alors à elle-même, ou plutôt à la cicatrice sous-jacente et à celle qui l'entoure : elle les tend, les détache, les attire, les masse, et parvient ainsi à les soulever, à les faire saillir et à en former une véritable bride. C'est alors que, trouvant une plus grande énergie dans le renforcement que cette addition lui a donné et devenant plus puissante à mesure qu'elle se redresse, elle redouble d'action, lutte avec plus de succès, et finit le plus souvent par dévier, par incliner, par rapprocher, et même par adosser les organes les plus résistants et les plus solidement fixés. C'est ainsi qu'on a vu parfois, le nez attiré près de l'oreille, la tête près du dos, la poitrine près du bassin, au point de produire une véritable gibbosité, etc.

Telles me paraissent être, en résumé, les influences spéciales qui amènent la *gemmation* à produire, dans certains cas, des cicatrices saillantes, dans d'autres, des cicatrices déprimées ; l'*adhésion*, des réunions accidentelles, des adhérences profondes, des rétrécissements, des occlusions, des oblitérations quand elle est un excès, ou des cicatrices isolantes ou perforantes, quand elle est incomplète ou qu'elle manque ; la *rétraction*, des brides ou des cicatrices étalées mais trop courtes.

IV.

De telle sorte, qu'en tenant compte de leur origine et du mécanisme qui préside à leur évolution, je suis donc tout naturellement conduit à admettre une nouvelle classification des cicatrices vicieuses.

Mais avant de la faire connaître, il ne paraîtra peut-être pas inutile de dire un mot de celles qui ont été proposées jusqu'ici, et des motifs qui me portent à les modifier.

On ne peut disconvenir qu'on rencontre déjà chez quelques auteurs du moyen-âge, certaines tentatives de rapprochement entre les cicatrices vicieuses. On pourrait même, avec un peu de bonne volonté, trouver dans Fabrice d'Aquapendente des données suffisantes pour croire qu'il offre une sorte de classification. Ainsi, dans un chapitre consacré aux « moyens d'oster la difformité des cicatrices, » cet auteur parle successivement « des cicatrices enfoncées, » relevées en bosse ou forjettées, de mauvaise couleur, ri» dées, excessivement grandes, de différentes figures, et fort » hautes en couleur (1). » Mais en y faisant attention, il est aisé de se convaincre que ces rapprochements sont plutôt l'effet du hasard que le résultat d'une véritable intention.

On ne peut donc se refuser d'admettre que la première classification véritablement scientifique date seulement de Dupuytren. D'après cet auteur, quels que soient leur origine, leur siége et leur conformation, les cicatrices vicieuses peuvent toutes être ramenées dans l'une des quatre variétés suivantes : 1° dans celle des cicatrices saillantes; 2° des cicatrices trop étroites; 3° des adhérences; 4° des oblitérations contre nature (2).

La seconde a été tentée par Chélius (3). Cet auteur les comprend toutes dans une seule classe qu'il désigne sous le nom de RAPPROCHEMENT ANORMAL des parties organisées. Mais cette classe se divise en trois variétés : 1° celle des adhérences ; 2° celle des rétrécissements ; 3° celle des oblitérations. Ce n'est qu'incidemment et d'une manière fort succincte, qu'il y rattache les cicatrices saillantes et les cicatrices déprimées.

La troisième a été proposée par MM. A. Bérard et Denonvillers, qui rangent toutes les cicatrices vicieuses en deux catégories : 1° celle des cicatrices difformes; 2° celle des

(1) OEuv. chirurg., p. 241. Lyon, 1670.

(2) Loc. cit., t. II, p. 59.

(3) Trait. de chir., t. II, p. 5. Traduct. de Pigné.

difformités causées par les cicatrices. Dans la première, la difformité se rencontre dans la cicatrice elle-même, comme sa couleur exceptionnelle, les saillies ou les dépressions notables qu'elle présente. Dans la seconde, cette difformité siége dans les organes voisins plus ou moins altérés par leur présence. Celle-ci comprend les adhérences anormales, les occlusions, ainsi que les changements produits, soit dans les rapports naturels des parties voisines, soit dans leur direction (1).

Ces classifications me paraissent loin d'être à l'abri de tout reproche. Pour peu même qu'on y fasse attention, on sera frappé de leur peu de précision, de ce qu'elles ont d'incomplet et de l'espèce de confusion dans laquelle elles offrent pêle-mêle en quelque sorte, les véritables cicatrices vicieuses, avec les affections congénitales et avec un grand nombre d'autres lésions qui en sont essentiellement distinctes.

Mais le reproche le plus grave qu'on puisse adresser à ces classifications, bien qu'il ne soit pour ainsi dire que la conséquence de cette confusion, c'est qu'elles n'offrent rien de véritablement pratique.

Ainsi, celle de Dupuytren, essentiellement anatomo-physiologique, ne distingue pas nettement les caractères qui différencient les cicatrices saillantes des cicatrices trop étroites. Elle ne permet pas de saisir en quoi une bride rétractée diffère d'une colonne, d'un tubercule, d'un mamelon, d'une simple exubérance en un mot. Où ranger la cicatrice trop courte qui produit l'ectropion, par exemple? Il est évident qu'on ne peut la faire entrer dans la variété des cicatrices trop étroites, bien que toutes deux soient

(1) Loc. cit., t. I, p. 550.

identiques, parce que le mot employé est faux et inexact et qu'il l'en exclut forcément.

La variété dans laquelle il comprend les adhérences, est aussi vague et aussi mal limitée que les précédentes. Où y classer par exemple, la réunion accidentelle des paupières, des ailes du nez à la cloison, des lèvres entre elles, du bras avec le tronc, de la jambe avec la cuisse ou des doigts entre eux? Toutes cependant ont cela de commun, qu'elles sont constituées par des adhérences anormales ; mais, tandis que les unes ne présentent que de simples réunions, d'autres, comme l'adhérence des paupières ou des lèvres entre elles, peuvent offrir des degrés bien différents, depuis la réunion partielle jusqu'à la fusion, depuis le simple rétrécissement jusqu'à l'occlusion et même jusqu'à l'oblitération complète.

Comment arriver encore, à l'occasion de ses oblitérations contre nature, à distinguer les uns des autres les différents états qui peuvent les produire dans un conduit naturel, tel qu'il l'entend? Comment distinguer dans un conduit excréteur, muni de parois musculeuses et muqueuses par exemple, la simple occlusion produite par la présence d'un corps étranger, d'une contraction spasmodique, ou des excroissances, ou d'un épaississement, ou d'une induration de la muqueuse; comment distinguer tous ces états, disais-je, d'une véritable adhérence qui peut succéder à la destruction de cette membrane, être produite par une cicatrice formée dans ses parois ou dans son voisinage? Pourquoi ne se servir que d'un seul et même mot quand il convient également à des lésions si diverses? Il faut bien en convenir, un mot qui permet et consacre une telle confusion est nécessairement vicieux, et ne peut être conservé sans de graves inconvénients.

La classification de Chélius, purement nosologique, ne me paraît pas meilleure. Ainsi, et pour mettre à même de l'apprécier par un seul fait, dans le paragraphe consacré à la *Flexion permanente des doigts*, il traite successivement de la flexion occasionnée par un vice de conformation des surfaces articulaires, par la division des tendons, par la paralysie des muscles extenseurs, par la contracture des fléchisseurs, par l'altération des gaînes tendineuses, aussi bien que de celle qui est produite par des cicatrices vicieuses (1)!

Cependant, Chélius admet dans sa classification une variété qu'on chercherait vainement dans les deux autres : c'est celle des rétrécissements provoqués par des cicatrices vicieuses (2). Plus restreinte et mieux arrêtée, cette variété, je l'avoue, me paraît très-légitime et digne de figurer dans une classification complète.

La classification de MM. A. Bérard et Denonvillers adoptée par M. Vidal (de Cassis), est en apparence plus complète. Mais, plutôt artificielle que pratique, elle est loin elle-même d'échapper aux reproches que j'ai adressés aux précédentes. Elle ne distingue pas mieux les brides rétractées des reliefs dus à une simple exubérance, et elle substitue de simples effets, c'est-à-dire des accidents tout-à-fait secondaires, à la véritable lésion qui les occasionne. Que sont en effet les occlusions, les adhérences anormales, les changements de rapports naturels ou de direction qu'elle adopte, sinon des états produits par des cicatrices trop courtes, par des cicatrices unissantes ou par des cicatrices oblitérantes? Pourquoi substituer l'effet à la cause, l'accident

(1) Loc. cit., t. II, p. 9.
(2) *Ibid.*, p. 15.

à l'être, ce qui varie avec les différents siéges à ce qui est toujours semblable? N'est-ce pas s'exposer ainsi à perdre de vue l'objet capital de toute bonne classification, celui qui doit fournir les indications pratiques qu'on ne peut rencontrer en dehors de la maladie elle-même?

Je crois donc être fondé à conclure de cet examen, qu'aucune des classifications adoptées jusqu'ici n'est complète, puisqu'aucune n'admet les cicatrices isolantes, les cicatrices déprimées, les cicatrices adhérentes aux os, aux muscles, etc., les cicatrices perforantes, ni les rétrécissements, sauf pour ceux-ci celle de Chélius; qu'aucune n'est suffisamment précise, puisque toutes confondent, soit les cicatrices vicieuses entre elles, soit celles-ci avec les vices congénitaux ou avec des maladies accidentelles qui en sont entièrement distinctes; enfin, qu'aucune n'est véritablement pratique, puisqu'en substituant des effets plus ou moins éloignés à la cause qui les occasionne, elles substituent ainsi le symptôme à la maladie, seule et unique source des indications pratiques.

En veut-on un exemple frappant? Dupuytren, en voulant poser les indications qui conviennent à toutes les cicatrices vicieuses, nous dit que « le traitement qui leur est » applicable consiste, en général, à remettre, par des opé- » rations sanglantes et soumises à des règles fixes, les par- » ties dans les conditions où elles étaient avant la lé- » sion (1). » Je ne relèverai pas tout ce qu'il y a de vague et d'indécis dans ces généralités; mais je me bornerai à faire remarquer que, dans aucun cas, il n'est possible de « re- » mettre les parties dans l'état où elles étaient avant, » puisque jamais, on ne peut substituer la peau qui est dé-

(1) Loc. cit., t. II, p. 60.

truite à la cicatrice qui l'a remplacée, ni faire en sorte que la cicatrice elle-même, qu'on a excisée ou simplement divisée par « une opération sanglante, » suffise pour remettre les parties dans leurs conditions normales !

Cela ne devient-il pas plus évident encore, lorsqu'on descend de ces généralités aux applications spéciales qu'il en fait à chacune de ses variétés? Ainsi, dans les cicatrices trop étroites, qu'il conseille de diviser en travers, cela lui permet en effet, d'écarter les organes qu'elles ont rapprochés ; mais, non seulement ils ne sont pas remis par cette opération dans les conditions où ils étaient avant, loin de là ! car cette division est bientôt suivie elle-même d'une nouvelle cicatrice qui rapproche les lèvres momentanément écartées et qui reproduit en même temps l'infirmité première. Dans les adhérences qu'il divise aussi, une nouvelle réunion tarde peu à ramener la récidive, et ainsi des autres; mais tout cela est bien loin de rétablir « les parties dans les conditions où elles étaient avant la « lésion ! » Il me paraît donc bien manifeste, que cet esprit si remarquable et si judicieux pour l'ordinaire, s'est égaré dans cette question, ce qu'il doit surtout aux défectuosités de sa classification. Celle-ci n'a pu lui permettre que de saisir des indications secondaires, par cela seul qu'elle a négligé de classer et de mettre au premier rang les lésions principales.

C'est donc en vue tout à la fois, d'être plus précis et plus complet, d'éviter ces écarts et ces erreurs, d'arriver à des indications plus sûres et à un traitement plus efficace, que j'ai adopté la classification suivante :

1° Les cicatrices saillantes (*Cicatrices saillantes* de Dupuytren), qui comprennent les colonnes plus ou moins saillantes, mais sans rétraction; les tubercules, les mamelons, etc., toutes les cicatrices en un mot, dont l'exubérance forme le principal caractère;

2° Les cicatrices déprimées, c'est-à-dire, celles qui sont dues à une gemmation insuffisante ou incomplète. Je range parmi elles, depuis celles qui sont à peine chagrinées ou gaufrées, jusqu'à celles qui succèdent à des pertes de substance considérables, comme en produisent parfois certains arrachements, certaines nécroses, des excisions, etc.;

3° Les cicatrices unissantes (*Adhérences* de Dupuytren). Bien que presque toutes les cicatrices semblent au premier aspect mériter cette dénomination, il est très-facile de remarquer que, tandis que les unes concourent à former des réunions utiles et régulières, d'autres, au contraire, n'en présentent que d'accidentelles et d'anormales. C'est à ces dernières que je réserve le nom de cicatrices unissantes et parmi lesquelles je range notamment, les réunions accidentelles des doigts entre eux, des lèvres ou des paupières entre elles, etc.;

4° Les cicatrices adhérentes comprennent celles où l'adhésion a réuni d'une manière vicieuse la face profonde d'une cicatrice soit à un os, soit à un muscle, soit à un tendon, etc., circonstance qui suffit pour leur donner un caractère d'anomalie tout particulier et pour leur assigner un rang à part;

5° Les cicatrices isolantes. Ici l'adhésion a manqué. Les lèvres se sont cicatrisées isolément et de manière à laisser subsister des divisions, des fentes, des scissures, etc., comme cela se voit dans le bec-de-lièvre accidentel, dans les ruptures du périnée. D'autres fois, elle s'est produite prématurément sur un lambeau ou sur une paroi, et les a laissés isolés d'un autre lambeau ou de la paroi correspondante, etc.;

6° Les cicatrices oblitérantes (*Oblitérations contre nature* de Dupuytren), se forment, soit à l'entrée d'une ouverture normale, soit dans le trajet d'un conduit naturel, et produisent, selon leur degré de développement, ou de simples rétrécissements, ou des occlusions ou des oblitérations complètes ;

7° Cicatrices perforantes. Dans celles-ci, la gemmation et l'adhésion ont manqué sur un point des parois d'un canal naturel. De là, l'établissement d'une fistule urinaire, stercorale, aérienne, etc. ;

8°. Les cicatrices trop courtes (*Cicatrices trop étroites* de Dupuytren), pèchent toutes également par leur manque de longueur. Mais parmi elles, il en est de larges et d'étalées, notamment celles qui produisent l'ectropion ; il en est d'autres, au contraire, qui sont courtes et étroites, et qui par ce motif ont reçu les noms de brides ou de bridures.

Je dois faire observer que, malgré son origine anatomo-pathologique, cette classification des cicatrices vicieuses se distingue des autres en ce que chaque variété, quels que soient d'ailleurs sa cause, son siége et l'étendue des désordres qu'elle présente, forme une unité parfaite. Je veux dire par là, que non seulement toutes les espèces qui la composent se ressemblent anatomiquement parlant, par la présence des mêmes caractères, mais de plus, qu'au point de vue chirurgical, elles fournissent les mêmes indications et cèdent au même traitement. C'est-à-dire, que la méthode qui convient à l'une d'elles, s'applique également à toutes celles de la même variété, sauf quelques modifications secondaires que peut exiger le siége spécial qu'elles occupent.

Cette classification offre donc l'avantage de se prêter à des vues d'ensemble, et à des applications éminemment pratiques.

V.

Mais, quelles que soient d'ailleurs leur origine et leurs variétés, toutes les cicatrices ont cela de commun, c'est de constituer un tissu nouveau qui a une nature propre, une organisation, des propriétés, des maladies, et même des dégénérescences distinctes de celles de tous les autres tissus.

Ce qui caractérise ce tissu réparateur, c'est surtout son origine accidentelle. Succédant, comme nous l'avons déjà dit, à l'exhalation, à la condensation et à l'organisation d'un liquide fibro-albumineux qui, après plusieurs métamorphoses successives, finit par acquérir une nature fibro-celluleuse particulière, il devient ainsi propre à réunir les parties divisées, à combler les vides et à protéger efficacement les organes dénudés.

Soumise à l'analyse anatomique, la texture de ce tissu présente sous un épiderme léger, brillant et fort adhérent, que la macération et les vésicatoires détachent et soulèvent toutefois, une trame dense et plus ou moins épaisse. Cette trame est essentiellement composée de fibres lamelleuses parallèles dans les brides, et entre-croisées en tous sens dans les cicatrices étalées. Ces fibres, analogues à celles du corion, feutrées et serrées comme les siennes, sont presque entièrement dépourvues d'alvéoles; elles sont en outre, d'un blanc plus nacré et douées d'une élasticité fort remarquable, à laquelle il faut peut-être rattacher la rétractilité qu'elles possèdent à un si haut degré.

Cependant cette texture est plus simple que celle de la peau; car ce produit manque de plusieurs éléments organiques qu'on trouve en elle. Ainsi, il est complètement privé de réseau muqueux, de follicules sébacés, de bulbes pileux, ou du moins, on ne le voit que rarement couvert de poils rares, blancs et faibles; on n'y rencontre non plus, ni glandules, ni vaisseaux sudoripares, ni tissu adipeux. Par suite de sa composition quelque peu rudimentaire, ce tissu est habituellement glabre, tendu, satiné, plissé ou rayonné; ordinairement sec, on le voit rarement humecté d'un peu de transpiration; le plus souvent mince et frêle, il se rompt avec une certaine facilité.

Il faut ajouter encore, qu'un tissu lamineux l'unit seul aux parties sous-jacentes; que, bien que fort sensible, on n'a pu y découvrir de nerfs, et que sa nutrition elle-même ne paraît entretenue que par quelques ramifications vasculaires peu abondantes et fort ténues, qui lui arrivent des tissus voisins; enfin, qu'aucun vaisseau lymphatique n'a pu non plus y être injecté jusqu'ici.

Nous devons encore ajouter que les cicatrices sont indélébiles. Nouvelles, elles sont plus rouges que la peau; anciennes, elles sont pâles et mates, même chez le nègre lorsque son réseau muqueux et son pigment ont été détruits. Quelques-unes restent cependant rosées, rouge-vif, livides ou brunâtres.

Leur forme varie beaucoup. On en voit de linéaires, en ligne droite, courbe ou brisée; de circulaires, en cœur, d'elliptiques, de cruciales, en V, en T, de triangulaires, en étoile, en zig-zag, etc.

Leur surface plus ou moins large, rarement à niveau, souvent déprimée, est quelquefois surmontée de végétations, de tubercules, de mamelons, de reliefs entre-croisés, de colonnes laissant entre elles des anfractuosités d'une couleur moins foncée, dont la réunion leur donne une apparence gaufrée ou un aspect chagriné. Leurs bords sont généralement irréguliers, tendus, satinés, plissés; mais le plus souvent, ces plis existent dans la peau voisine et rayonnent autour d'eux. Saillante ou déprimée, l'aspect de leur surface varie selon les lésions qui les ont précédées. Chacun connaît l'aspect particulier des cicatrices qui succèdent aux brûlures, aux vésicatoires, à la vaccine, à la variole, etc. « Leur aspect révèle souvent la nature des » pertes de substance auxquelles elles ont succédé. Ainsi, » des cicatrices inégales, déprimées, comme dentelées, au » cou, aux aînes, aux aisselles, sont le cachet des scrofules; » des cicatrices multiples, adhérentes, dentelées, situées » au-devant du sternum, des clavicules, du tibia, révèlent » un caractère syphilitique (1). » Elles sont libres ou adhérentes, selon que le tissu cellulaire a été ou non épargné sous elles.

La texture des cicatrices vicieuses se rapproche manifestement de celle du tissu fibreux. Elles ont souvent la densité des aponévroses et des tendons; elles résistent efficacement à la distension et à la pression perpendiculaire, et cependant leurs fibres peu extensibles se rompent avec une certaine facilité, et ne gardent jamais l'allongement qu'une extension accidentelle leur a fait subir.

Leur rétractilité si énergique et si remarquable surtout à leur début, est en général proportionnée à la perte de substance et à la durée de la suppuration; mais elle est développée au plus haut degré après les brûlures. C'est elle qui masse les fibres cicatricielles sur elles-mêmes, de manière à leur donner de l'épaisseur et de la densité; qui attire et allonge la peau voisine au point de l'amincir, de la déchirer, de l'ulcérer même parfois, et qui parvient ainsi à la

(1) Cruveilhier. Trait. d'anat. pathol. génér., t. III, p. 909.

plisser autour de la cicatrice, comme ferait la main d'un ouvrier pour fermer avec une pièce de drap trop petite, un trou qui serait plus large qu'elle : contraignant ainsi la peau à se froncer autour de ses bords, afin de prévenir le vide qui subsisterait autrement.

De même qu'elles ont une organisation spéciale, les cicatrices ont aussi leurs maladies distinctes. Ainsi, tandis qu'il n'est pas rare de les voir conserver leur pâleur au milieu des téguments voisins atteints d'exanthème, d'érysipèle, d'éruptions pustuleuses, papuleuses, etc., elles sont souvent le siége de démangeaisons, d'ardeur ou d'une sécheresse fort incommodes.

Les variations électriques, thermométriques et hygrométriques de l'atmosphère, les sillonnent souvent de douleurs vives qui revêtent parfois la forme d'une névralgie intense, continue ou périodique, et qui ne cèdent souvent qu'à l'excision ou au fer rouge. Sujettes à se gonfler par le tiraillement, elles se rompent, s'excorient, s'enflamment ou s'ulcèrent par les violences extérieures, et toutes leurs solutions sont suivies d'un travail de réparation long et difficile.

On les a vues quelquefois atteintes d'œdème; rarement d'ecchymose, d'emphysème, d'exanthème ou de vésicules psoriques. Dupuytren a rencontré une fois des varices dans leur épaisseur, souvent au-dessous d'elles, et quelquefois même sur toute la longueur du membre où elles siégeaient. On les a encore vues atteintes d'hypertrophie; couvertes d'excroissances semblables aux cors, aux durillons, aux cornes, ou transformées en tissu cartilagineux ou osseux. Lisfranc a signalé des tumeurs fibreuses dans leur épaisseur; Hawkins, Brodie et Blandin les ont délivrées de tumeurs verruqueuses; MM. Gimelle et Pasquier, de kéloïde; d'autres, et Dupuytren en particulier, y ont rencontré plusieurs autres dégénérescences, telles que le cancroïde, le squirrhe, l'encéphaloïde, etc.

VI.

Mais, ce qui nous intéresse plus particulièrement, c'est de savoir jusqu'à quel point ce tissu peut être conservé et par conséquent utilisé, dans la restauration des cicatrices vicieuses.

Un premier fait qu'il ne faut pas perdre de vue, et qui me paraît éminemment propre pour aider à résoudre cette question, c'est que, malgré son organisation rudimentaire, le tissu inodulaire possède cependant quelques propriétés précieuses que l'art ne peut ni méconnaître ni dédaigner. En effet, « la membrane cicatricielle remplit plus ou moins » complètement les fonctions de la peau, c'est-à-dire celles » d'une limite sensible et résistante, destinée par sa sen» sibilité à nous avertir de la présence des objets extérieurs, » et par sa résistance à nous protéger contre l'action de ces » corps (1). » « Le tissu de cicatrice, nous disent encore » MM. A. Bérard et Denonvillers, est doué d'une résistance » et d'une solidité qui le rendent capable de remplir la » fonction capitale de tout tégument, c'est-à-dire, de proté» ger les organes sous-jacents (2). » Il ne jouit pas au même degré de cette propriété il est vrai, à toutes les époques de sa durée, mais quand il est ancien et sain, il peut supporter souvent des mouvements brusques ou longtemps prolongés, sans se déchirer, notamment quand il est doué de quelque épaisseur ; et pour peu qu'il soit libre d'adhérences,

(1) *Ibid.*, t. III, p. 908.

(2) Loc. cit., t. I, p. 550.

on le voit même jouir d'une mobilité assez grande pour provoquer l'établissement de bourses muqueuses sous lui.

Il possède aussi une certaine dose de sensibilité qui le rend capable de transmettre des sensations quelque peu obtuses sans doute, et qu'on a comparées, par rapport à cela, à celles qu'on perçoit à travers un gant, mais qui n'en attestent pas moins que, sans atteindre à la netteté du sens du toucher, il peut du moins acquérir celle du tact général. Ainsi, il transmet fort exactement les sensations de compression, de piqûre avec une épingle, de pincement entre les doigts; celles de soulèvement et de tiraillement, quand du moins il est assez lâche pour les permettre.

La circulation et la nutrition s'y accomplissent dans une proportion plus prononcée que dans maint autre tissu. Ses vaisseaux se continuent avec ceux des parties voisines, tant par ses bords que par sa face profonde. Il possède même parfois un réseau vasculaire assez riche pour le colorer en rouge vif.

Il n'y a donc rien d'étonnant à ce qu'on l'ait vu participer aux exanthèmes et aux éruptions des téguments voisins, offrir tous les caractères d'une inflammation franche, fournir après l'application d'un vésicatoire une suppuration de bonne nature, etc.

Mais il y a plus, et c'est surtout par ces nouvelles propriétés qu'il mérite de nous intéresser, l'observation journalière a démontré que ses solutions de continuité peuvent se réunir par première intention; que ses pertes de substance et ses plaies exposées fournissent, comme dans les autres organes, une exhalation plastique organisable qui se transforme aussi sûrement en tissu cicatriciel que dans les autres tissus; enfin, et cette dernière remarque est capitale lorsqu'on le considère du point de vue où nous l'étudions, qu'on peut le détacher pour en former des lambeaux autoplastiques d'une certaine étendue, qu'on peut même les greffer sur des surfaces avivées voisines, sans lui faire perdre sa force adhésive, et que, dans ce cas, on réussit à le faire adhérer presque aussi sûrement dans ces nouveaux rapports, que s'il s'agissait des téguments communs ! Il faut sans doute dans ces déplacements, prendre certaines précautions, ménager avec soin ses troncs nourriciers, lui conserver d'assez larges rapports avec la peau voisine, car autrement, il serait infailliblement frappé de mortification ; mais en définitive, le fait est constant, et je l'ai vérifié pour mon compte un trop grand nombre de fois, pour conserver le plus petit doute à son égard.

Il me paraît donc résulter de ces observations, que le tissu cicatriciel est doué d'une solidité assez grande en général, pour être employé comme tégument ; et que sa vitalité et ses propriétés adhésives sont suffisamment établies, pour le faire admettre au rang des tissus susceptibles d'être utilisés avec succès par la chirurgie réparatrice. Mais j'ajouterai de plus, et l'on me permettra d'insister sur ce dernier fait parce qu'il a été à peine remarqué jusqu'ici, c'est que lorsque ce tissu est convenablement employé pour opérer ces restaurations, celles-ci peuvent produire dans son organisation des transformations assez notables, pour lui faire atteindre presque la perfection des tissus cutanés eux-mêmes.

J'explique ma pensée. Dans son état habituel, ce tissu présente une couleur désagréable, une sécheresse incommode et une rétractilité si grande, que tous ces inconvénients réunis, et le dernier surtout, ont dû le faire considérer comme tout-à-fait impropre à être employé dans l'autoplastie. Eh bien ! contrairement à cette opinion, l'on pourra bientôt se convaincre par la lecture des faits que je rapporterai plus loin, qu'on peut par des coupes convenables, non seulement faire cesser sa tension habituelle, mais encore détruire sa rétractilité ; et l'on verra, ce qui est une conséquence toute naturelle de ce premier résultat, qu'il acquiert assez promptement une souplesse remarquable, de l'élasticité, de la mobilité, et jusqu'à un certain point même, l'aspect des téguments communs. Je pourrais en rapporter de suite plusieurs exemples qui me paraissent convaincants, mais j'aime mieux me borner pour l'instant à citer les deux suivants.

Après avoir taillé des lambeaux sur les tempes et en plein tissu de cicatrice, pour les appliquer sur les paupières afin de combler le vide laissé par l'excision d'une cicatrice trop courte et par l'écartement des lèvres, dans plusieurs cas d'ectropion, ces lambeaux finirent par acquérir, au bout d'un certain temps, tant de souplesse sur les parties restaurées, que dans un cas notamment, il fut impossible à des yeux exercés de distinguer quelle paupière avait subi la blépharoplastie, tant sa forme, ses mouvements et son aspect étaient devenus naturels. Mais je n'insiste pas sur des succès qui pourraient paraître tout exceptionnels quand on n'en a pas observé de semblables, j'aime mieux, à leur occasion, invoquer le témoignage d'un homme compétent et dont l'opinion a de l'autorité en pareille matière. M. Jobert, qui a observé ces phénomènes comme moi, nous dit : « L'expérience m'a démontré que ce tissu ne conservait sa » dureté, sa résistance, sa rétractilité organique incessante, » qu'autant qu'il existait un tiraillement, une irritation vitale que l'on peut faire cesser en réparant la perte de » substance, et que, ce résultat obtenu, les tissus inodulaires » reprenaient constamment leur mollesse ; dès lors aussi,

» la trame de la nouvelle formation reprend la consistance » normale des tissus voisins (1). »

VII.

C'est évidemment selon moi, parce qu'ils ont méconnu ces remarquables propriétés du tissu cicatriciel, que les anciens et presque tous les modernes l'ont repoussé du domaine de la chirurgie réparatrice. Prévenus défavorablement par son aspect plus ou moins désagréable, ils ont exagéré son peu de résistance et de solidité, et se sont laissés aller à le proscrire comme un produit étranger en quelque sorte à l'organisme. Telle était bien manifestement l'idée dominante de Celse. C'est elle qui l'a porté à proposer avant tout, l'excision des brides qui rapprochent les doigts de la paume de la main. Depuis lui, c'est encore elle qu'on trouve indiquée ou du moins qui semble bien ressortir de la lecture des ouvrages des Fabrice de Hilden, des Amb. Paré, des Guillemeau et de tant d'autres. Telle est encore de nos jours, celle qu'a fait prévaloir l'autorité de Delpech et de Dieffenbach, qui l'un et l'autre, en rajeunissant quelque peu le procédé de Celse, l'ont imposée à la génération moderne.

On me pardonnera d'avoir insisté sur ces faits, en remarquant qu'ils étaient nécessaires pour justifier la méthode que je viens proposer de substituer à celle d'hommes aussi considérables. Cette méthode, contrairement à celles qui sont usitées, a pour but de conserver et d'utiliser le

(1) Chir. plastiq., t. I, p. 150.

tissu cicatriciel dans la restauration des difformités qu'il occasionne.

Au lieu de ces excisions, de ces incisions simples ou multiples qui ont l'inconvénient d'être fort douloureuses, de laisser à nu des surfaces plus ou moins étendues, d'occasionner des vides plus ou moins considérables qui exigent un travail de réparation toujours long, souvent dangereux, suivi lui-même de la reproduction d'un tissu semblable à celui qu'on a divisé et qui par conséquent, doué de la même rétractilité, ramène le plus souvent la difformité à laquelle on voulait remédier ! au lieu de ces graves inconvénients, et pour ne parler que des brides auxquelles ces réflexions s'appliquent d'ailleurs plus particulièrement, le procédé que je leur oppose consiste seulement à les diviser par des coupes obliques, ondulées ou en zigzag, qui, tout en permettant aussitôt leur allongement dans des proportions aussi étendues qu'on veut, opèrent en même temps l'adossement des lèvres, procurent une réunion immédiate et préviennent toute récidive.

Un dernier mot maintenant, sur ce que j'entends par méthode et par procédé.

Par *méthode*, j'entends ce qu'il y a de général, de commun et d'applicable à un certain nombre de procédés; et en tant qu'il s'agit de la restauration des cicatrices vicieuses par exemple, la méthode que je propose a pour but de conserver et d'utiliser le tissu cicatriciel dans leur réparation.

Par *procédé*, j'entends ce qu'il y a de spécial dans la manœuvre en particulier, et d'approprié notamment à telle ou telle variété. Chaque procédé relève sans doute d'une méthode, mais il en diffère en ce qu'il s'occupe spécialement du manuel opératoire et qu'il s'applique à une seule variété.

Ainsi, dans les cicatrices trop courtes et dans les brides en particulier, je conserve et utilise le tissu inodulaire : voilà pour la méthode. Mais je n'y parviens qu'en le divisant à l'aide de coupes ondulées ou en zigzag qui me permettent de l'allonger, d'affronter les lèvres et d'obtenir la réunion par première intention : voilà pour le procédé;

Dans les cicatrices adhérentes par leur face profonde, je le conserve et l'utilise aussi d'après la même méthode, mais il me faut, dans ce cas, diviser ses adhérences par des coupes sous-cutanées qui permettent de le mobiliser, de le fixer dans des rapports plus convenables où, une fois soudé, il ramène le retour des formes et des fonctions : voilà le procédé ;

Dans les cicatrices unissantes, je le conserve et l'utilise encore, mais dans ce cas, c'est après avoir détaché le lambeau unissant qu'il forme, l'avoir greffé et fixé dans un point convenable, afin d'en former une nouvelle commissure.

Je ne cite que ces trois procédés, parce que ce sont ceux dont je m'occupe plus spécialement dans le cours de ce travail. Mais comme on vient de le voir, ils ont cela de commun, c'est de sortir d'un même principe, et c'est là, selon moi, ce qui les élève à la hauteur d'une méthode. Or, cette méthode paraît surtout l'emporter sur les autres, non seulement parce qu'elle est plus simple, plus facile et moins dangereuse qu'elles, mais encore parce qu'elle a l'avantage à peu près exclusif de prévenir la récidive de la difformité, qui est si fréquente après l'emploi des autres.

VIII.

Guérir une cicatrice difforme est beaucoup, mais la prévenir serait encore mieux. C'est ce que j'ai tenté avec quelque succès. Comme cette tentative est sans antécédent, autant que je sache du moins dans la variété où j'y ai eu recours, je vais la faire connaître dans l'observation suivante.

OBS. I. — ECTROPION DE LA PAUPIÈRE SUPÉRIEURE CHEZ UN SUJET ATTEINT D'HÉMOPHILIE — PROCÉDÉ DE JONES — HÉMORRHAGIES CONSÉCUTIVES — CAUTÉRISATIONS RÉPÉTÉES — PERTE DU LAMBEAU MOYEN — RÉTABLISSEMENT DE LA LONGUEUR DE LA PAUPIÈRE OBTENU A L'AIDE D'UNE COMPRESSION EXERCÉE PAR UNE VALVE D'ARGENT QUI LA MAINTIENT ABAISSÉE PENDANT LONGTEMPS.

M. X. — 23 ans ; mince et élancé ; constitution délicate ; atteint d'hémophilie depuis son enfance ; affecté en outre d'un ectropion qui a succédé à une brûlure considérable de la face et du cuir chevelu. Sa paupière supérieure gauche, en grande partie renversée en dehors, a son bord libre et ses cils élevés dans leur moitié temporale jusqu'au niveau du rebord orbitaire où ils sont fixés. Sa muqueuse, également atteinte dans sa portion externe, est boursouflée, rouge, granuleuse, indurée, et reste partiellement exposée au contact de l'air. L'œil toujours largement ouvert, se trouve ainsi constamment soumis à l'action de la lumière et des corps étrangers qui, en y provoquant de fréquentes inflammations, ont fini par couvrir la cornée d'une taie large, blanche et opaque, dont la présence s'oppose presque entièrement à la vision et produit un strabisme divergent.

Arrêté par le retour de fréquentes ophthalmies, menacé de perdre la vue et ne pouvant par suite se livrer à aucune occupation suivie, ce jeune homme me presse vivement de remédier à sa triste position. Cependant, malgré le vif intérêt que je lui porte, le souvenir des hémorrhagies antérieures qu'il a éprouvées, me fait hésiter longtemps. Cette fâcheuse disposition qui s'est annoncée chez lui, dès la plus tendre enfance, par d'abondantes épistaxis, par une perte immodérée de sang après la simple avulsion d'une dent, quelquefois même après de simples piqûres comme après celles des sangsues, me fait redouter le retour d'un semblable accident avec d'autant plus de raison, que la cautérisation avec le fer rouge a presque toujours été nécessaire pour les arrêter jusque-là.

Cependant, en remarquant que sa santé s'était sensiblement améliorée, que ces accidents ne s'étaient pas reproduits depuis deux ans, et que, sauf le retour de quelques fluxions aiguës et passagères sur les articulations du genou et du coude, elle semblait même dans d'assez bonnes conditions, je finis par céder, et lui pratiquai la blépharoplastie par le procédé de Jones, le 18 décembre 1854.

L'opération fut d'abord plus heureuse que je ne l'espérais, car elle ne donna lieu qu'à un très-faible écoulement de sang Mais malheureusement, ce bonheur fut de courte durée Douze heures après : hémorrhagie sous le lambeau qui résiste au froid et à la compression; puis au perchlorure de fer appliqué immédiatement sur les surfaces saignantes après l'enlèvement des sutures, et qui me force enfin de recourir au fer rouge pour l'arrêter. Cinq nouvelles hémorrhagies se succèdent encore pendant les douze jours suivants et m'obligent à recourir à autant de cautérisations pour les réprimer.

Mais pendant ce temps, le lambeau isolé du front pour restaurer la paupière, se mortifie et se détache près du bord libre de celle-ci, en laissant à nu une large plaie triangulaire qu'il couvrait. Cette perte était évidemment des plus regrettables, puisqu'en privant la paupière d'une nouvelle étendue de peau destinée à l'agrandir, elle ajoutait à la perte première qui l'avait déjà laissée dans des proportions tout-à-fait insuffisantes pour couvrir l'œil. Il devenait donc évident, qu'en abandonnant la cicatrisation aux soins de la nature, l'ectropion ne pouvait manquer de s'accroître considérablement. Cette crainte m'affligea profondément et m'engagea de rechercher jusqu'à quel point il serait possible de prévenir cette suite déplorable. Après y avoir bien réfléchi, voici le moyen auquel je m'arrêtai.

Persuadé que si je parvenais à assujettir le bord libre de cette paupière dans une position convenable pendant toute la durée de la cicatrisation de la plaie, je lui ménagerais une étendue suffisante, je me décidai à maintenir ce bord le plus bas possible, à l'aide d'une feuille de plomb d'un millimètre d'épaisseur, taillée en cône tronqué pour l'approprier à la forme de la plaie. J'eus l'attention toutefois, de couper son bord inférieur sur un modèle pris sur l'autre paupière, et après l'avoir courbé et contourné dans un sens opposé, je l'adaptai aussi exactement que je pus, immédiatement au-dessus des cils de la paupière malade, et l'appliquai de telle sorte qu'elle la comprimait contre l'œil et l'empêchait de s'élever. Prenant son point d'appui sur toute l'étendue de la plaie dont elle dépassait un peu les bords, elle résista efficacement à l'appel de la rétraction cicatricielle et fut supportée sans douleur pendant toute la durée du travail réparateur, bien qu'il fût de plus d'un mois. Mais pendant son emploi il arriva ce que j'avais prévu. La plaie ne pouvant se raccourcir de bas en haut, se rétrécit transversalement dans sa portion frontale, et arriva ainsi à rapprocher ses bords latéraux heureusement longs et mobiles, assez près l'un de l'autre, pour former par leur contact médiat une cicatrice longitudinale presque linéaire. Dans sa portion palpébrale, elle se fit triangulaire et étalée, mais elle resta lisse, souple et unie.

Ce résultat était fort avantageux sans doute, mais à coup sûr il n'eût été que temporaire, si j'eusse abandonné alors l'emploi du moyen qui l'avait procuré : il fallait donc le continuer pour l'assurer. Mais pendant combien de temps? là encore se produisait une question capitale. Toutefois cette question pouvait se résoudre par les observations connues, qui nous ont appris que la rétraction des cicatrices ne subsiste qu'autant que celles-ci conservent de la rougeur et de la dureté. Il me fallait donc recourir à un appareil assez léger et assez commode pour être continué jusque-là. C'est dans ce but que je fis substituer à la plaque de plomb, une petite coquille d'argent modelée sur la paupière supérieure fermée, dont le bord inférieur s'arrêtait immédiatement au-dessus des cils, tandis que le supérieur s'engageait un peu sous le rebord de l'orbite pour l'empêcher plus sûrement de s'ouvrir et de s'élever. Elle était assujettie par un léger ressort d'acier fixé sur son centre à l'aide d'un pivot mobile et qui allait ensuite, après avoir contourné la tête, se terminer près de la nuque et dans un point diamétralement opposé, sur un large point d'appui.

L'action de ce petit appareil a été des plus avantageuses; léger et mobile, il fut aisément supporté jour et nuit pendant les quatre ou cinq premiers mois, puis le jour exclusivement, et actuellement, pendant quelques heures seulement de la journée.

Sous son influence, la paupière est arrivée à conserver toute son étendue et couvre complètement l'œil aujourd'hui ; son tégument cutané est devenu blanc, souple, mais il est peut-être un peu plus mince que celui de la paupière opposée ; tous ses mouvements d'ailleurs sont libres et faciles ; les cils eux-mêmes se sont redressés et régularisés. La cicatrice du front, qui est encore un peu rouge et dure, conserve sa forme linéaire et a déjà acquis un peu de souplesse et de mobilité. L'œil a cessé de s'enflammer et commence à mieux voir ; la taie a sensiblement diminué d'étendue et le strabisme est à peine appréciable.

Sans pouvoir considérer encore ce résultat comme définitif, je pense qu'il changera peu puisqu'il n'a pas varié depuis près d'un an. Je crois donc être fondé à compter qu'il persévérera, pourvu que l'instrument qui a si puissamment contribué à l'établir, soit porté jusqu'au moment où la cicatrice aura perdu toute tendance à la rétraction.

Cette observation ne m'en paraît pas moins remarquable, sous un double rapport. D'abord, en ce qu'elle prouve qu'on peut prévenir l'établissement d'une cicatrice trop courte, placée dans les conditions les plus défavorables qu'on puisse rencontrer, puisqu'elle succédait aux deux causes qu'on considère avec raison comme les plus puissantes pour la favoriser, c'est-à-dire, à une perte de substance étendue et à une brûlure ; en second lieu, en ce qu'elle est de nature à faire croire qu'en luttant à l'aide de moyens appropriés, contre les causes qui occasionnent les autres variétés, on peut espérer de les prévenir avec autant de facilité.

DEUXIÈME PARTIE.

DES

CICATRICES VICIEUSES

EN PARTICULIER.

« Les restaurations se font, non à l'aide d'un corps » nouveau que l'on crée, mais aux dépens des parties » voisines. » (Celse, *Trait. de la méd., liv. VII, chap. IX.*)

Je devrais, pour être conséquent avec la classification que j'ai adoptée, m'occuper successivement des cicatrices saillantes, des cicatrices déprimées, des cicatrices unissantes, des cicatrices isolantes, des cicatrices adhérentes, des cicatrices oblitérantes, des cicatrices perforantes et des cicatrices trop courtes.

Cependant je ne le ferai pas, et voici pourquoi. Non seulement tout le monde trouverait fort extraordinaire de rencontrer dans un ouvrage consacré à l'étude et au traitement des cicatrices vicieuses, l'histoire des fistules et des rétrécissements, mais personne ne songerait à y rechercher celle des cicatrices isolantes, d'un bec-de-lièvre accidentel ou d'une rupture du périnée par exemple, qu'elle devrait embrasser. Ce n'est pas trop de l'autorité d'un maître pour autoriser une telle innovation ; et l'on comprend les motifs qui me commandaient de m'abstenir.

Je ne tairai pas toutefois le regret que j'éprouve de n'avoir osé aborder ces objets. Ils ont été en effet l'occasion d'études toutes particulières de ma part, et plusieurs même m'ont conduit à des recherches et à des travaux que je crois plus importants que ceux que je publie aujourd'hui, car ils m'ont permis de conduire à guérison plusieurs des infirmités qu'ils renferment et qui ont été considérées jusqu'ici comme incurables. Mais il m'a paru plus convenable de déférer à l'usage généralement adopté, et de les réserver pour une autre occasion.

Je me bornerai donc à parler des quatre variétés admises par tous les auteurs, auxquelles j'en ajouterai une cinquième seulement, parce qu'elle s'y rattache trop directement pour trouver place ailleurs. Cette tâche sera déjà bien grande en raison des nombreux travaux qu'on leur a consacrés. Je ne rappellerai pas ici tout ce qu'ont dépensé de génie les hommes les plus remarquables de ce siècle, en s'occupant de la guérison des cicatrices saillantes, des cicatrices trop courtes (ou trop étroites de Dupuytren), des cicatrices unissantes (adhérences du même auteur), des cicatrices oblitérantes (oblitérations contre nature du même); il me suffira de rappeler que l'autoplastie, cette branche si importante de la médecine opératoire, a été inventée en grande partie pour y remédier.

Bien que je m'occupe successivement de l'étude de ces cinq variétés, je dois prévenir que je ne me propose pas de consacrer à chacune d'elles des recherches d'une égale étendue. En effet, on peut considérer l'histoire des cicatrices saillantes comme à peu près achevée, depuis les travaux remarquables de Dupuytren et de Lisfranc sur elles. Quant aux cicatrices oblitérantes, je n'ai pas été à même d'en rencontrer un assez grand nombre pour ajouter à ce qu'on sait actuellement sur elles ; je me bornerai donc à citer textuellement les principaux procédés usités contre les unes et les autres, et cela surtout en vue de rappeler l'attention sur plusieurs d'entre eux, qui me paraissent loin de mériter l'oubli auquel on semble les condamner par le silence qu'on garde à leur égard. Mais j'aborderai avec plus de soin et d'étendue l'histoire des cicatrices trop courtes, des cicatrices adhérentes et des cicatrices unissantes, qui ont été l'objet d'études toutes spéciales de ma part.

I.

DES CICATRICES SAILLANTES.

Ces cicatrices se présentent sous deux formes principales : sous forme de lames ou de cordons plus ou moins saillants, ou sous forme de tubercules mamelonnés.

Les principaux moyens qu'on leur a opposés sont : la compression simple, la compression avec une lame de plomb frottée de mercure, la cautérisation, l'ébarbement et l'excision.

1° *Compression avec une lame de plomb frottée de mercure.* — « Pour vnir le cuir qui demeure inégal » et « pour » embellir la cicatrice », A. Paré recourait au moyen suivant : « Prenez, dit-il, une lame de plomb frottée de vif- » argent, et la liez dessus la partie estroittement (1). »

2° *Compression.* — Lisfranc conseille, « lorsque la cica- » trice est constituée par des tubercules, des mamelons

(1) Liv. XXIV, de la Peste, Ch. XXXIX, édit. de M. Malgaigne, t. III, p. 443.

» tantôt isolés, tantôt groupés..., la compression, qui réus-» sit, dit-il, presque toujours, à moins que la saillie ne soit » trop développée (1). » Il cite comme preuve de son efficacité, les exemples suivants :

« Une actrice distinguée de la scène française fut affectée » dans l'âge adulte d'une variole confluente qui lui mutila » la figure; des cicatrices multiples offrant des mamelons » séparés par des enfoncements légers s'y montraient; elle » eut la patience de porter, durant près de six mois, un » masque avec lequel elle comprimait sa face, pendant la » nuit et pendant la plus grande partie de la journée : les » cicatrices saillantes s'effacèrent, les dépressions s'apla-» nirent, et la figure recouvra presque toute sa beauté (2). »

Il cite un second fait recueilli chez « un enfant de douze » à treize ans, qui portait sur la peau recouvrant la pom-» mette, une cicatrice scrofuleuse de la largeur d'une pièce » de deux francs; elle s'élevait au moins d'un centimètre » au-dessus du niveau des téguments qui l'environnaient. » Nous avons établi, dit-il, faute de moyens plus convena-» bles, la compression avec de l'agaric et des circulaires de » bandes : six semaines ont suffi pour amener cette cica-» trice au niveau de la peau (3). »

Enfin, il rapporte un troisième fait de guérison obtenue en vingt jours par la compression, à l'occasion d'une cicatrice élevée située sur la poitrine (4).

Le moyen qu'il préconise pour exercer la compression, varie « selon les localités » et consiste dans « un bandage » simple ou de petits appareils; » mais il a soin de faire

(1) Cliniq. chir. de la Pitié, t. I, p. 247.

(2) *Ibid.*, p. 248.

(3) *Ibid.*, p. 248.

(4) *Ibid.*, p. 249.

observer « qu'elle réussit d'autant mieux qu'on y a recours » à une époque qui n'est pas très-éloignée de celle où la ci- » catrice s'est formée (1). »

3° *Cautérisation.* — « Quand la cicatrice est légère, dit » M. Malgaigne, on la détruit par des applications répétées » de nitrate d'argent (2). »

4° *Ebarbement.* — « On ébarbe, pour ainsi dire, les ci- » catrices avec un rasoir ou un bistouri bien tranchant (3) » toutes les fois qu'elles « produisent des saillies, des bour- » soufflures, des nœuds ou des inégalités choquantes (4). »

5° *Excision.* — « S'agit-il de faire disparaître des cica- » trices saillantes? 1° On enlèvera toute la saillie qu'elles » forment au-dessus du niveau de la peau, non en les cou- » pant en travers, mais au moyen d'un couteau mince, à » deux tranchants, qu'on introduit à plat, sous leur partie » moyenne, et qu'on fait courir ensuite, en rasant la peau » jusque vers leurs deux extrémités, afin de les enlever com- » plètement ; — 2° On tiendra les lèvres de la plaie écartées ; » — 3° On cautérisera souvent sa surface de manière à la » maintenir toujours un peu au-dessous du niveau des té- » guments (5). »

Appréciation. — La cautérisation ne peut réussir que contre les cicatrices légères, comme le dit M. Malgaigne ; la compression a donné de trop beaux résultats à Lisfranc pour mériter l'abandon où on la laisse. Il semble cependant, *à priori*, que la lame de plomb d'Amb. Paré devrait lui être préférée ; mais en tous cas l'ébarbement et l'excision se-

(1) *Ibid.*, p. 249.
(2) Man. de méd. opérat., p. 132. VIme édit.
(3) Dupuytren, Leç. oral., t. II, p. 72.
(4) *Ibid.*, p. 71.
(5) *Ibid.*, p. 68.

ront réservés pour les cicatrices rebelles ou trop saillantes et qui ont résisté aux premiers moyens.

II.

DES CICATRICES OBLITÉRANTES.

Rien de plus facile à constater que l'oblitération des narines, du conduit auditif, du méat urinaire, du vagin ou de l'anus : l'absence de l'olfaction, de l'audition, de la miction, de la menstruation ou de la défécation, sont des effets trop remarquables pour ne pas mettre sur la voie des simples lésions qui les occasionnent.

Aussi trouve-t-on déjà la plupart de ces affections décrites dans Celse et dans Paul d'Egine. Celse connaissait notamment l'oblitération du méat auditif, contre laquelle il conseille l'emploi des *caustiques*, du *fer rouge* ou du scalpel pour la *diviser*. Il veut de plus qu'on la tienne dilatée ensuite, à l'aide d'une *tente*, jusqu'à cicatrisation (1). Il parle encore de l'oblitération du vagin produite par une membrane congénitale ou accidentelle, et recommande, quand il s'agit d'une simple membrane, de la diviser au moyen de deux *incisions* qui se croisent obliquement comme les lignes de la lettre X, puis d'*exciser* chaque lambeau. S'il s'agit d'une substance charnue, il faut la fendre dans le sens longitudinal, dit-il, et saisir un des bords de l'incision avec des pinces ou avec une érigne, pour en *détacher* une bandelette. Il engage d'introduire ensuite une

(1) Liv. VII, § VIII.

tente oblongue dans la plaie et, lorsqu'elle tend à guérir, de placer entre ses lèvres une *canule de plomb* (1).

Paul d'Egine n'a rien ajouté au traitement de ces deux affections qu'il se borne à rappeler d'après Celse ; mais il a connu une troisième variété de cicatrices oblitérantes. « Chez les adultes souvent, dit-il, par suite d'une ulcération » malhabilement traitée, une adhérence se forme à l'anus; » il faut la *rompre* avec un instrument approprié, puis la » traiter convenablement en introduisant dans l'anus, jus- » qu'à parfaite guérison, un *tuyau de plomb* ou une espèce » de *coin*, afin qu'il ne se forme pas de nouvelle adhé- » rence (2). »

Fabrice d'Aquapendente parle de l'oblitération du vagin dans son chapitre 83 des Opérat. chirurgicales, intitulé : « Des bords de la nature pris et glutinez ensemble, » et propose de les diviser par « vne simple incision le long de » la fente ou orifice de la nature, et non comme Celse, en » travers, en forme de la lettre X. » C'est ainsi qu'il l'a pratiquée lui-même chez « vne fille non percée (3). »

Tout le monde connaît le fait d'oblitération de l'urètre rapporté par Cabrol de Montpellier, et le moyen qu'il employa pour obtenir la « cure en vne fille de Beaucaire, aagée » de quinze aans, laquelle jusqu'alors auait rendu ses vri- » nes par le nombril ; son père auait promis la moitié de » ses biens à celuy qui la déliurerait de telle puanteur et » incommodité, mais ses vrines ayant été attirées au con- » duit ordinaire en *coupant* vne membrane de l'espesseur » d'vn teston qui le bouchoit, et l'opération acheyée, ceste

(1) *Ibid.*, § XXVIII.

(2) Chir. de Paul d'Egine, p. 331. Traduct. de R. Briau.

(3) Loc. cit., p. 743.

» moitié de bien fust conuertie en quelque double ducat » seulement (1). »

Enfin, et pour ne citer que les faits de cicatrices oblitérantes les plus communes, J. H. Brechtfeld rapporte avoir vu guérir, par un chirurgien distingué, l'occlusion des deux narines, causée par une variole d'un très-mauvais caractère (2).

Ces cicatrices surviennent souvent à la suite des ulcères, de certaines blessures, de la gangrène, de la petite vérole, mais la cause la plus commune qui les produit est à coup sûr la brûlure. Aussi, Dupuytren qui a décrit avec tant de soin les accidents qui peuvent succéder à celles-ci, recommande-t-il pour les prévenir, non seulement l'emploi de tous les moyens utiles pour les conduire à guérison, mais il insiste surtout, lorsqu'elles sont au quatrième degré et qu'elles siégent autour d'une ouverture naturelle, pour qu'on les tienne incessamment dilatées par « des corps » étrangers dont le diamètre dépasse toujours celui de l'o- » rifice dans lequel ils sont introduits ; et pour qu'on en » continue l'usage longtemps après la guérison, afin de sur- » monter la force de coarctation dont les tissus de cicatrice » sont doués (3). »

Lorsqu'elles sont établies, il conseille de suivre les deux indications suivantes pour arriver à les détruire : 1° il veut qu'on se borne à les élargir, quand elles ne produisent qu'un simple rétrécissement ; 2° il recommande de les perforer à l'aide d'un trocart ou d'un bistouri, lorsqu'elles occasionnent une oblitération complète.

(1) Covillard. Le Chirurgien opérateur, p. 24.

(2) Act. Haffniens., ann. 1671 et 1672, obs. 109.

(3) Loc. cit., t. II, p. 37 et 38.

Ramenées ainsi à des conditions semblables, il les traite alors par des mèches, des tentes, de l'éponge préparée pour élargir l'ouverture; et par des sondes, des canules, des tubes d'ivoire ou d'argent, etc., continués longtemps après la guérison afin de la consolider (1).

Cependant, malgré la puissance de ces moyens, il faut bien le reconnaître, la guérison de ces cicatrices est difficile, se fait attendre longtemps, et est fréquemment suivie de récidive. Ces motifs me porteraient à proposer contre elles l'isolement d'un ou de deux lambeaux qu'on grefferait ensuite sur les angles voisins préalablement dénudés, surtout quand il s'agit d'une ouverture oblongue comme celle que bordent les paupières ou les lèvres par exemple, afin de se prémunir contre toute chance de retour.

III.

DES CICATRICES TROP COURTES.

Décrites par Dupuytren sous le nom de *cicatrices trop étroites*, comme si toutes manquaient seulement de largeur (2), par Delpech, sous les noms de *cicatrices bridées* ou de *bridures* (3), ces cicatrices sont caractérisées par le manque de longueur suffisante pour réparer la perte éprouvée.

Je les divise en deux sous-variétés selon la forme qu'elles présentent : 1° les cicatrices trop courtes, mais larges et étalées, comme sont celles du front qui succèdent

(1) *Ibid.*, t. II, p. 59 et suivantes.

(2) *Ibid.*, p. 59.

(3) Chir. cliniq. de Montp., t. II, pages 382 et 387.

aux brûlures et qui produisent l'ectropion ; 2° les cicatrices trop courtes, mais qui affectent la forme de cordons plus ou moins étroits et qu'on désigne le plus souvent sous les noms de *brides* ou *bridures*. C'est de ces dernières que je m'occuperai plus particulièrement.

Quant au nom de *cicatrices trop courtes* que je leur ai donné, on comprend que c'était véritablement le seul qui pouvait préciser avec exactitude le principal caractère qui leur est commun, et qui fût propre d'ailleurs à prévenir toute confusion entre les termes employés et l'objet désigné.

Cette variété, l'une des plus communes de celles qu'on rencontre, peut siéger sur presque tous les points de la surface du corps. Ainsi, indépendamment de celles des paupières, du nez, des lèvres, des oreilles et du cuir chevelu, qui sont plus fréquentes à elles seules que toutes les autres ensemble, Rideau cite un malade dont la mâchoire inférieure était fixée près du sternum par une cicatrice de cette nature (1) ; Earle parle d'un individu dont l'avant-bras était uni au bras (2) ; Demarque, d'un mendiant dont l'avant-bras était collé au bras jusqu'au sommet de l'épaule, par suite de brûlure (3) ; M. Cruveilhier, « d'une jeune fille » qui, à la suite d'une brûlure, présentait une adhérence » du petit doigt à la face externe de la lèvre inférieure ren- » versée. Une bride semblable à la membrane de l'aile d'une » chauve-souris, était étendue, dit-il, de la main, de l'avant- » bras et du bras à la face antérieure du cou et à la partie » inférieure de la face (4) » ; Fabrice de Hilden dit avoir opéré

(1) Thèse N° 179. Paris, 1819, p. 26.
(2) S. Cooper, Dict. de Chir., art. Brulure.
(3) Œuv., p. 467.
(4) Traité d'anat. pathol , t. I, p. 230.

un enfant de quatorze mois qui, à la suite d'une brûlure, avait non seulement tous les doigts de la main droite réunis entre eux, le pouce excepté, mais de plus, qui les avait renversés et accolés à la face dorsale (1) ; Roux a été consulté pour une jeune personne qui offrait une gibbosité des plus prononcées, occasionnée par des cicatrices qui unissaient la poitrine aux cuisses (2) ; MM. A. Bérard et Denonvillers ont vu une bride qui agglutinait la jambe à la cuisse et retenait le talon près de la fesse (3) ; Delpech a opéré un enfant dont le pied était fléchi et porté en dehors par une cicatrice qui s'étendait sur tout le côté externe de la jambe (4) ; etc., etc.... Je ne finirais pas, si j'essayais de rapporter tous les faits de cicatrices trop courtes qui ont été rencontrées sur d'autres parties du corps.

Je n'oserais affirmer toutefois que tous les exemples que je viens de citer appartiennent certainement aux cicatrices trop courtes et que, bien qu'ils soient rangés par tous les auteurs dans cette variété, il n'en est pas quelques-uns qui trouveraient une place plus légitime parmi les cicatrices unissantes. Mais jusqu'ici, on s'est trop peu occupé d'assigner à ces variétés des limites qui les séparent nettement les unes des autres, pour que je les indique en ce moment. Non que je méconnaisse que ces différences aient une certaine importance au point de vue du traitement qu'elles réclament, mais cette appréciation trouvera mieux sa place plus tard, et je demande la permission de la réserver pour le moment où je m'occuperai des cicatrices unissantes elles-mêmes.

(1) Cent. 1, Obs. 83, p. 96. Lyon, 1641.
(2) Quarante années de pratiq. chir., t. I, p. 3.
(3) Compend. de chir., t. I, p. 553.
(4) L. c., t. II, p. 385.

Je préfère aborder de suite le traitement des cicatrices trop courtes, et notamment de celles qui se présentent sous la forme de saillies ou de cordons, n'ayant rien de nouveau à dire sur les autres.

DU TRAITEMENT DES CICATRICES TROP COURTES.

« Il y a deux grandes méthodes pour remédier à ces cas, » dit M. Malgaigne, l'une, qui consiste à enlever toute la » cicatrice et à réparer la perte de substance par les procé» dés autoplastiques; l'autre, *plus ancienne*, qui conserve » et tend à agrandir la cicatrice même (1). »

Commençons par relever ici une grosse erreur historique; elle n'est pas d'ailleurs le fait de M. Malgaigne seulement, car elle est commise à leur occasion par tous les auteurs modernes. Ainsi, Dupuytren (2), M. Velpeau (3), etc., etc., soutiennent, avec MM. A. Bérard et Denonvillers, que la méthode « *la plus ancienne*... consiste à pratiquer, sur un » ou plusieurs points de la longueur de la bride, des inci» sions qui la divisent en travers (4) ; » or, c'est positivement le contraire qui est vrai. Les anciens enlevaient la cicatrice, les modernes seuls ont tâché de la conserver en cherchant à l'agrandir, comme va nous le prouver l'examen des différentes méthodes et des procédés usités contre cette variété.

Ces méthodes sont au nombre de quatre : l'excision, les incisions simples ou multiples, l'autoplastie et la méthode dite par glissement.

(1) Loc. cit., p. 132.
(2) Loc cit., t. II, p. 62.
(3) Méd. opérat., t. I, p. 472.
(4) Loc. cit., t. I, p. 553.

Il est juste de rattacher à chacune d'elles un certain nombre de procédés qui en découlent d'une manière directe, et qui témoignent tout à la fois de leur insuffisance et de la nécessité de trouver mieux. Nous allons indiquer successivement les uns et les autres.

1°. *Excision.* — Je ne connais pas d'auteur plus ancien que Celse, qui ait parlé du traitement applicable à cet ordre de cicatrices ; mais, loin de proposer des incisions transversales pour y remédier ainsi qu'on semble l'indiquer, c'est à l'excision seule qu'il recourait contre elles.

Il est inutile de faire observer que ni Celse ni aucun autre auteur ancien n'a étudié les cicatrices d'un point de vue général, puisque c'est seulement de nos jours qu'elles l'ont été pour la première fois. Cet écrivain n'en parle qu'à l'occasion des maladies particulières qui peuvent atteindre tel ou tel organe; et j'ajoute de suite, que c'est en décrivant les brides de la main qui provoquent la flexion permanente des doigts, qu'il a formulé les préceptes qui s'y rattachent et qu'il les a le plus nettement exposés.

C'est bien en parlant d'elles, en effet, qu'il a dit : « *Si » vero fuit ulcus in digito, posteaque male inducta, cica- » trix curvum eum reddidit* (1), » et qu'il propose de les détruire par l'excision. Rien d'ambigu dans ses termes : Si la flexion est produite par la peau *(si cutis)*, dit-il, « *tota » cicatrix excidenda* (2). » Et j'ajoute qu'on ne rencontre nulle part dans ses œuvres la plus légère allusion aux incisions transversales dont il a été question. Il est facile de comprendre pourquoi il n'a pas même dû y songer. C'est qu'en effet, la callosité de ces cicatrices étant à ses yeux le

(1) De re med., lib. VII, § XXXII.
(2) *Ibid.*

seul obstacle qui s'oppose à l'extension des doigts « *quæ* » *fere callosa extendi digitum minus patiebatur* (1), » il était tout naturellement conduit à en proposer l'excision, pour les ramener à leur longueur naturelle.

Comment se fait-il donc qu'on ait non seulement méconnu le sens de termes aussi explicites, mais qu'on soit allé jusqu'à enlever à toute l'antiquité et au moyen-âge lui-même la priorité de cette méthode, pour en doter un auteur moderne ? Ce qu'il y a de plus surprenant peut-être, c'est que cet auteur n'ait jamais songé lui-même à la revendiquer pour son propre compte, ainsi qu'il est facile de s'en convaincre par la lecture de tous ses titres qu'il nous a si minutieusement énumérés (2).

Ne serait-il pas plus juste même de faire remonter jusqu'à Celse l'idée mère du seul procédé qui lui soit propre et qui consiste, après l'excision des brides, à rapprocher les parties voisines pour faire disparaître la difformité (3)? Car chacun le sait, cet ancien auteur avait dit en parlant des restaurations, et bien des siècles avant que Delpech ne mît son procédé à exécution : « *Neque enim creatur* » *ibi corpus, sed ex vicino adducitur* (4). »

Cette digression m'a écarté quelque peu de mon sujet, mais j'y reviens en faisant remarquer que l'excision qu'on considère comme une méthode toute moderne, a été non seulement préconisée par Celse, mais qu'elle a été la seule connue et employée par les Arabes et par les auteurs du moyen-âge, comme il est facile de s'en convaincre en par-

(1) *Ibid.*
(2) Voyez Delpech, Chir. cliniq. de Montp., t. II, Préf., p. xviij et suiv.
(3) *Ibid.*, t. II, p. 386.
(4) Lib. VII, § IX.

courant les principaux représentants de la chirurgie de cette époque.

C'était elle que proposait dès 1373, Guy de Chauliac l'arabiste, qui nous dit dans son latin barbare : « *Cicatrices » turpes reparantur, vt dicit Rasis, tenues cum diachylon...,* » *et grossæ et antiquæ... quod totum superfluum cum raso-* » *rio incidatur, aut cum cauterio removeatur* (1). » C'est elle encore qu'employa Fabrice de Hilden chez l'enfant dont les doigts étaient renversés et adhérents au dos de la main : « *Callum illum inter digitos et metacarpium novacula exci-* » *di* (2). » C'est toujours la méthode de Celse que recommande et que décrit Fabrice d'Aquapendente (3) ; que propose J. Guillemeau (4), etc.

Cependant, après Guillemeau, un revirement paraît s'être opéré dans l'opinion publique. On ne trouve plus aucun auteur qui la conseille : elle semble si complètement abandonnée à l'époque de la grande rénovation de la chirurgie française, qu'on ne rencontre même pas un fait qui s'y rattache directement dans les Mémoires de l'Académie royale de chirurgie, et si un seul membre de cette savante société en dit quelques mots dans un ouvrage particulier, c'est pour la blâmer au moins indirectement.

On trouve en effet, dans les Consultations de chirurgie de Le Dran, le fait suivant : « Un enfant de huit ans, lui » mande-t-on, a eu la main brûlée dans sa grande jeunesse ; » quatre doigts sont restés fléchis et comme collés dans la » main par la cicatrice, de manière que la main est presque

(1) Guido de Cauliaco Chir. Tract. III. De cicatricibus reparandis, p. 166. Lyon, 1649.

(2) Cent. 1, obs. 83, p. 96. Lyon, 1641.

(3) OEuv. chir., p. 616 et 817. Lyon, 1670.

(4) OEuv. chir., p. 716. Rouen, 1649.

» inutile... N'est-il pas possible de couper par des incisions » convenables toute la cicatrice, qui empêche le mouve- » ment des doigts, et de faciliter par là leur extension ? »

Réponse. « Je crois qu'il faut laisser la main dans l'état » où elle est, l'opération étant impraticable et même dan- » gereuse (1). »

Ainsi délaissée par l'Académie, condamnée par Le Dran, on finit bientôt par perdre de vue cette méthode. Elle semblait même tellement oubliée à l'époque de Boyer, que cet auteur si consciencieux n'en dit pas un mot dans son Traité des maladies chirurgicales (2) ! C'est sans doute là le véritable motif qui l'a fait considérer comme nouvelle quand Delpech est venu annoncer qu'il l'avait employée avec succès (3). Il est juste d'ajouter cependant, qu'après avoir eu recours à la méthode de Celse en opérant comme lui *l'excision totale de la cicatrice* « tota cicatrix excidenda, » il perfectionna cette méthode en rapprochant les lèvres de la plaie, en les maintenant en contact au moyen de la suture entrecoupée, et qu'il mérite à cause de cela seulement d'être considéré comme le premier promoteur de la réunion immédiate. Il tenait d'ailleurs tellement à obtenir cette réunion, qu'il ne craignait pas de recourir à la force pour y parvenir, « persuadé, dit-il, qu'il y a beaucoup moins » d'inconvénient à ce que les fils coupent les parties qu'ils » embrassent..., qu'à les abandonner entièrement à la sup- » puration (4). »

Il s'agit donc ici d'un procédé ajouté à la méthode de

(1) Consult. de chir., p. 43. Paris, 1765.
(2) T. XI, p. 50.
(3) Loc. cit., t. II, p. 386.
(4) *Ibid.*

Celse, d'un procédé utile il est vrai, et qui constitue un véritable progrès ; mais en définitive, comme on le voit, la réunion immédiate est la seule chose qu'on puisse revendiquer pour lui.

Cette méthode, il est vrai, n'a pas toujours dû répondre à l'attente des opérateurs, car elle a ses défectuosités et ses imperfections. De là sans doute les deux procédés suivants proposés pour la perfectionner :

1° Celui de Delpech, le premier en titre, que nous venons de faire connaître, et qui a pour but de combler le vide laissé par l'excision, en rapprochant, au moyen de la suture, les téguments voisins ;

2° Celui de Dieffenbach qui, n'ayant pas toujours rencontré dans la peau des lèvres assez de souplesse et de mobilité pour les rapprocher, a proposé de disséquer à droite et à gauche, ou d'un côté seulement, afin de procéder à la réunion immédiate d'une manière plus assurée.

2°. *Incisions simples ou multiples.* — Ce sont elles qui constituent véritablement la méthode moderne. Elles consistent, d'après Dupuytren, à « pratiquer sur plusieurs » points de la longueur de la bride des incisions qui la di- » visent en travers dans toute sa largeur et dans toute son » épaisseur, afin de pouvoir l'étendre facilement, mais sans » jamais rien enlever de son tissu (1). »

Le premier qui en ait parlé à ma connaissance, est Dionis, et il les propose contre les doigts crochus. « Si c'est » une cicatrice mal faite qui empêche le doigt de se re- » dresser, dit-il, il faut la *débrider* par plusieurs petits » coups de bistouri, et ensuite mettre deux petites éclisses » droites, faites de bois, l'une dessus, l'autre dessous le

(1) Loc. cit., t. II, p. 66.

» doigt, le bander.... et le serrer tous les jours de plus en » plus, jusqu'à ce qu'il ait repris sa figure naturelle (1). »

Heister vient après, et il est le premier peut-être qui les ait employées; c'est du moins, d'après l'ordre de date, celui qui en cite les premiers exemples connus. Il annonce qu'il a rencontré jusqu'à trois fois l'union des doigts à la paume, et dit qu'il sépara exactement ceux-ci de la main avec un bistouri, sans intéresser les tendons : « *Scilicet digi-* » *tos illos, assumpto scalpello, diligenter ac provide ab ipsa* » *manu, nihil quicquam læsis tendinibus separavi* (2). »

L'autorité de ces deux maîtres a suffi sans doute pour introduire cette méthode dans la pratique du XVIIIe siècle, et c'est encore elle que nous voyons le plus souvent préconisée par les auteurs du XIXe, comme il est facile de s'en convaincre en consultant les travaux de Boyer (3), de Roux (4), de Dupuytren (5), etc., etc....

Cependant cette méthode, pas plus que la précédente, n'exempte de la récidive, et c'est principalement en vue de la prévenir que M. Amussat a proposé de la compléter par le procédé suivant :

Ayant remarqué qu'elle échoue surtout parce que les surfaces suppurantes se couvrent en même temps d'une membrane inodulaire dont la rétraction attire ses bords l'un vers l'autre, il propose de rompre la continuité de cette membrane, pour faire en sorte « que la cicatrice de » l'une des surfaces s'achève isolément et indépendamment » de l'autre; et pour cela, dès que la suppuration est éta-

(1) Cours d'opérat., p. 717, 4me édit.

(2) Instit. chir. Part. II, sect. I, cap. XXXI.

(3) Trait. des mal. chir., t. XI, p. 50.

(4) Dict. des Scienc. méd., t. X, p. 145.

(5) *Ibid.*, ut supra.

» blie, il recommande de fendre à diverses reprises, toutes » les vingt-quatre heures, l'angle d'union des deux surfaces » où la membrane inodulaire passe de l'une à l'autre (1). »

3°. *Autoplastie.* — Par rang d'ancienneté, c'est la troisième méthode qu'on a dirigée contre les cicatrices trop courtes, et c'est à Jüngken, je crois, qu'on en doit la première idée. Il l'employa deux fois sans succès contre un ectropion de la paupière inférieure. Son procédé consistait, après avoir excisé la cicatrice, à élargir la plaie et à y assujettir un lambeau transplanté des parties voisines au moyen de la suture entrecoupée (2). Malgré ces deux échecs, le docteur Fricke de Hambourg y revint plus tard, et fut, dit-on, plus heureux. Toutefois Dieffenbach qui y recourut ensuite pour un cas semblable, n'en crut pas moins devoir la modifier en empruntant un lambeau quadrilatère aux téguments voisins, avec lequel il combla une perte triangulaire où se trouvait comprise la cicatrice elle-même (3).

Mais, il faut en convenir, c'est principalement à M. Jobert que revient la première application de cette méthode aux cicatrices trop courtes dont nous nous occupons plus spécialement. Il y recourut notamment dans un cas de thoracoplastie, pour combler le vide occasionné par la simple incision d'une bride, après l'écartement du bras qu'elle maintenait appliqué contre le tronc (4); une autre fois, pour remplir le vide laissé par la section d'une bride qui réunissait les doigts à la paume de la main (5), etc.

(1) M. Malgaigne, *ibid.*, p. 133.
(2) Mackensie. Mal. des yeux, p. 158, trad. par MM. Laugier et Richelot.
(3) Ch. Phillips. Chir. de Dieffenbach, p. 167.
(4) Loc. cit., t. II, p. 39.
(5) *Ibid.*, t. II, p. 55.

Je ne connais aucun procédé qui se rattache à cette méthode, sinon ceux qui découlent directement du siége de la lésion elle-même.

4°. *Méthode dite par glissement.* — Cette méthode toute récente consiste à isoler la bride dans presque toute son étendue, en ayant soin, pendant la manœuvre, de n'intéresser que les tissus sains qui l'entourent, et de réunir ensuite « les points extrêmes du lambeau avec la partie de la peau à » laquelle ils correspondent dans une extension forcée (1). »

D'abord proposée par M. Jul. Guérin, cette méthode fut employée la première fois par M. Jobert, je crois, pour remédier à la rétraction des doigts de la main droite, mais sans résultat avantageux, dit-il (2). M. Leriche de Lyon, qui semble s'en attribuer l'invention, dit l'avoir appliquée depuis avec plus de succès (3). Il propose même d'y recourir quels que soient le nombre des cicatrices, le lieu qu'elles occupent et l'état de mobilité de la peau, et lui attribue l'avantage de terminer rapidement l'opération, de s'opposer au retour des brides et d'abréger la guérison.

Appréciation. — Chacune de ces méthodes compte des succès et des revers. Mais en compulsant les annales de la science, on arrive promptement à se convaincre que le nombre de ceux-ci est beaucoup plus considérable que celui des premiers, et que parmi les cas les plus heureux la guérison n'a souvent été que temporaire.

Cependant, on ne peut disconvenir que chaque méthode ne puisse trouver une application légitime dans quelques cas

(1) M. Alp. Guérin. Elém. de chir. opérat., p. 266.
(2) Loc. cit., t. II, p. 59.
(3) Union méd., p. 22 du N° 6 de 1852.

particuliers. Ainsi, *l'excision* simple, ou modifiée par les procédés de Delpech et de Dieffenbach, peut évidemment suffire quand les cicatrices trop courtes sont en même temps étroites et longues. Mais malheureusement ces cas sont rares et par conséquent son emploi tout-à-fait exceptionnel. Elle a d'ailleurs contre elle un grave inconvénient, c'est de diminuer encore l'étendue des téguments que la perte antérieure a déjà réduits à des proportions insuffisantes, et de ne pouvoir être utilisée, d'après Delpech lui-même, « qu'autant qu'il est possible d'enlever totalement l'organi- » sation morbifique, et que, cette soustraction étant accom- » plie, il reste assez de peau libre pour la rapprocher dans » un sens opposé à celui qui a causé la difformité et de ma- » nière à obtenir la réunion immédiate (1). »

Par la dissection de la peau voisine, le procédé de Dieffenbach ajoute quelques ressources à cette méthode il est vrai, mais ces ressources sont elles-mêmes fort restreintes. De telle sorte que nous pouvons considérer comme vrai le jugement qu'a porté M. Velpeau sur elle, en tant que cette méthode et ces procédés s'appliquent du moins aux cas les plus communs. « L'extirpation de la cicatrice par la » méthode de Delpech (ou plutôt de Celse) ne convien- » drait, dit-il, que pour des brides étroites, et ne serait réel- » lement guère applicable aux difformités des doigts (2). »

Les *incisions* simples ou multiples, c'est-à-dire la vraie méthode moderne, l'emporte-t-elle sur l'excision ? Elle a l'avantage de conserver et d'utiliser la cicatrice, comme le fait observer Dupuytren (3), et d'être « d'une exécution

(1) Loc. cit., t. II, p. 397.
(2) Loc. cit., t. I, p. 481.
(3) Loc. cit., t. II, p. 66.

» facile et assez prompte, » ainsi que le fait remarquer M. Velpeau (1); mais elle laisse subsister des plaies larges et profondes, d'où peut surgir une inflammation douloureuse, compromettante, et au centre desquelles ne tarde pas à se développer un nouveau tissu inodulaire qui, en raison de sa rétractilité remarquable, a la plus grande tendance à ramener les choses en leur premier état.

Cette méthode d'ailleurs a encore « l'inconvénient de » causer parfois des douleurs très-vives, dit M. Velpeau, » depuis le commencement jusqu'à la fin de la cure; de » faire naître des escarres, des accidents nerveux, et quel- » quefois même une gangrène profonde; de laisser à sa » suite des bosselures, des inégalités très-difformes; enfin » de ne réussir que dans le plus petit nombre des cas (2). »

Delpech, qui les avait aussi employées, avait déjà fait remarquer qu'après « une ou plusieurs incisions d'une ci- » catrice bridée, on espérait que les plaies qui résultaient » de ces divisions se cicatriseraient tout étalées, et dans » l'état où les met la violence pratiquée pour réduire à leur » situation naturelle les parties déformées ou déplacées. » Ces cicatrices s'opèrent en effet, ajoute-t-il; néanmoins, » un appareil contentif (comme celui qu'on emploie habi- » tuellement pour les allonger pendant la cure) ne peut » subsister toujours; et du moment que son action se re- » lâche ou cesse, la rétraction se reproduit, et toujours avec » une plus grande force (3). »

M. Jobert va encore plus loin à leur égard, car il assure que non seulement « l'incision... ne remédie pas le plus

(1) Loc. cit., t. I, p. 471.
(2) *Ibid.*, t. I, p. 471.
(3) Loc. cit., t. II, p. 364.

» souvent à la difformité, ainsi que l'expérience me l'a » prouvé, dit-il, mais elle laisse même après elle une rétrac- » tion plus grande qu'auparavant (1). » Il faut bien que cet accident soit fort commun, pour que Dupuytren lui-même, le plus grand propagateur de cette méthode, avoue « qu'il » n'est pas rare, après la section des brides..., de voir des » brides secondaires se former (2), » et, « non moins que » celles qui succèdent aux brûlures, ajoute-il, elles ont une » très-grande tendance à se rétrécir (3). »

Les faits de récidive semblables à ceux que citent MM. Velpeau (4), Jobert (5), etc., etc., sont trop nombreux d'ailleurs pour ne pas infirmer toute opinion contraire, et nous ajoutons que, bien qu'il ne soit pas tout-à-fait impossible de la prévenir et même d'y remédier, en n'hésitant pas, ainsi que l'a proposé Dupuytren, « à inciser les adhé- » rences nouvelles à mesure qu'elles se développent et sans » en laisser subsister une seule (6), » ou par des incisions répétées chaque jour dans « l'angle d'union des deux sur- » faces où la membrane inodulaire passe de l'une à l'au- » tre (7), » ainsi que le conseille M. Amussat, on conviendra qu'il doit être rare de rencontrer des malades assez dociles et assez patients pour subir cette suite de tortures !

La méthode par *glissement* proposée par M. J. Guérin est, bien conçue et semble mieux appropriée à ce genre de cicatrices. Simple, facile et d'une rapide exécution, elle a

(1) Loc. cit., t. I, p. 148.
(2) Loc. cit., t. II, p. 68.
(3) *Ibid.*, p. 70.
(4) Loc. cit., t. I, p. 494.
(5) Chir. plast., t. II, p. 59.
(6) Loc. cit., t. II, p. 68.
(7) Loc. cit., p. 133.

aussi l'avantage de conserver la cicatrice et de l'utiliser même pour fermer une partie de la plaie produite, diminuant d'autant les chances de récidive qui succèdent au retrait des larges ouvertures occasionnées par l'emploi des deux méthodes précédentes. Elle paraît avoir réussi à M. Leriche de Lyon.

Toutefois, pour peu qu'on y fasse attention, elle est loin elle-même d'être à l'abri de tout reproche. Ainsi, comme les autres, elle laisse subsister une plaie plus ou moins grande, d'où naîtra par conséquent une nouvelle cicatrice trop courte qui peut suffire pour ramener la difformité, comme l'a observé M. Jobert (1); elle a l'inconvénient d'isoler le lambeau détaché des vaisseaux sous-jacents qui l'alimentent, circonstance qui a suffi pour occasionner sa mortification, d'après M. Jobert (2). D'ailleurs, ainsi que le fait remarquer fort judicieusement le même auteur, cette méthode « n'est pas toujours praticable, parce qu'il est souvent difficile d'atteindre la profondeur du tissu inodulaire, et parce qu'ensuite, sans parvenir au-delà de ses limites, on s'expose à léser des organes importants, et même à estropier le malade. C'est ce qui ne manquerait pas d'arriver, ajoute-t-il, si on suivait les préceptes de M. J. Guérin, quand il s'agit des brides inodulaires de la main, si on ouvrait les gaînes, et si on intéressait les tendons, les gros nerfs et les artères (3). »

Sauf son application à l'ectropion, je ne connais que deux cas où *l'autoplastie* ait été spécialement employée contre les cicatrices trop courtes. Ces deux cas sont rapportés

(1) Chir. plast., t. II, p. 54.
(2) *Ibid.*, p. 57.
(3) *Ibid.*, p. 66.

par M. Jobert (1). Cette méthode a réussi dans l'un et dans l'autre. Mais, si l'on réfléchit combien il est rare de trouver autour des cicatrices qu'il s'agit de restaurer autre chose qu'une pâle lamelle de tissu cicatriciel, et combien la dissection qu'elle exige est longue, pénible et douloureuse ; si l'on tient compte en outre de la surface qu'elle laisse à nu dans une étendue nécessairement plus grande que celle du lambeau déplacé, on s'expliquera comment, malgré les succès qu'elle a procurés, elle n'a été employée que si rarement jusqu'ici, et pour ainsi dire d'une manière tout-à-fait exceptionnelle.

Quelque justice et quelque impartialité que j'aie apportées dans l'appréciation des méthodes usitées, on conviendra qu'il m'a été impossible d'en rencontrer une seule qui fût véritablement à l'abri de reproches plus ou moins fondés. C'est qu'en effet, aucune ne s'applique à tous les cas connus; aucune ne prévient la récidive ; aucune ne favorise la réunion immédiate, ni ne prémunit contre la douleur, contre l'inflammation ni contre la gangrène.

Ces motifs, s'ils sont fondés comme je le pense, autorisaient donc de nouveaux efforts pour les faire cesser, et justifient ceux que j'ai faits pour combler l'une des lacunes les plus importantes de la chirurgie.

5°. PROCÉDÉ DE L'AUTEUR : *Coupes ondulées.* — Qu'est-ce, en définitive, qu'une cicatrice trop courte, sinon une bride ou une corde tendue entre deux organes qu'elle rapproche forcément ?

Que fallait-il faire pour détruire cette tension, cause évi-

(1) Ouvrage cité, t. II, p. 39 et 55.

dente de la difformité, sinon diviser cette corde? Mais la diviser en travers, comme on le fait par la méthode des incisions simples ou multiples, c'est produire une plaie large et béante, et l'on sait les accidents que celle-ci peut occasionner.

Réfléchissant à la propriété qu'ont les lignes courbes de s'allonger quand on les redresse, je pensai qu'on pourrait les employer pour accroître la longueur des cicatrices trop courtes. Que fallait-il faire en effet pour y parvenir? Il fallait, en premier lieu, que ces lignes fussent assez longues pour compenser la différence existant entre la bride et le tégument qu'elle remplace, ou qu'elles offrissent une suite d'ondulations équivalentes et qui seraient par conséquent plus ou moins nombreuses et plus ou moins prononcées, afin d'être proportionnées au degré de ce raccourcissement; il fallait, en second lieu, que ces lignes fussent transformées en de véritables coupes, et que ces coupes comprissent tout le cordon cicatriciel, pour détruire sa résistance, condition qu'on ne peut obtenir qu'en leur faisant parcourir toute son épaisseur, toute sa largeur et toute sa longueur, de telle sorte qu'il pût céder facilement aux efforts de traction nécessaires pour l'allonger.

Il est convenable de rappeler avant tout, que les tissus qui entourent la cicatrice sont, en général, souples et élastiques, tandis qu'elle-même présente un haut degré de résistance et de dureté; par conséquent, il faut donc l'atteindre dans sa totalité, mais on peut ménager plus ou moins les tissus voisins sans grand inconvénient.

Rien de plus simple d'ailleurs que le mécanisme de ces coupes. En divisant une bride dans toute sa largeur, dans toute son épaisseur et dans toute sa longueur, elles la partagent en deux segments distincts, qui n'offrent plus par eux-mêmes d'autre résistance que celle des adhérences partielles que présentent leurs angles saillants aux parties molles voisines, et cette résistance est bien minime si on la compare à celle de la bride en totalité.

Cependant il ne suffisait pas de savoir qu'une ligne courbe pouvait être employée, il fallait encore rechercher quelle est celle qui leur serait le mieux appropriée. Mais, comme les cicatrices trop courtes offrent différents degrés de rétraction, je pensai qu'il pourrait être utile d'examiner s'il ne serait pas possible de trouver différentes espèces de lignes courbes qui pussent s'y adapter. C'est en y réfléchissant que je fus amené à reconnaître que toute ligne courbe n'est en réalité qu'une suite de lignes obliques tracées entre plusieurs points donnés, et que par conséquent je pourrais rencontrer non seulement dans les lignes courbes ou ondulées la condition cherchée, mais encore dans toute autre suite de lignes obliques, pourvu qu'elles forment entre elles des angles alternativement saillants et rentrants.

La coupe ondulée fut donc la première à laquelle je songeai, mais celle en zigzags se présenta ensuite, puis les obliques échelonnées (\\\\\), celles en V imbriqués (<<<<), en V alternés (VΛVΛ), etc.

Pratiquées d'ailleurs dans les conditions indiquées, toutes ces coupes ont nécessairement pour effet commun de permettre l'allongement des brides ; mais, pour peu qu'on y réfléchisse et qu'on les soumette à l'épreuve de l'expérience, on se convainc promptement que leurs résultats sont fort inégaux. Ainsi, bien que les coupes ondulées soient plus gracieuses à l'œil, elles ne procurent en réalité qu'un allongement restreint; les coupes obliques et échelonnées en produisent un plus faible encore, tandis que celles en V alternés, mais surtout celles en zigzags, qui peuvent être serrées et rapprochées à volonté, en fournissent un de beaucoup supérieur aux autres, et qu'on peut toujours graduer dans des proportions assez nombreuses pour satisfaire aux exigences les plus grandes qu'on puisse rencontrer.

Non seulement ces coupes permettent un allongement aussi considérable qu'on peut le souhaiter, mais elles ont encore l'avantage non moins précieux de laisser en contact les parties divisées. A mesure qu'on écarte les organes rapprochés par une bride trop courte, on voit en effet les lèvres divisées par ces coupes obliques se rapprocher l'une de l'autre et se resserrer avec d'autant plus de force que l'allongement est porté plus loin. De telle sorte que, dès que le redressement est effectué, elles se tiennent adossées dans un contact si parfait, que la suture, ni aucun autre moyen de rapprochement, ne devient nécessaire pour obtenir une réunion par première intention.

Ces coupes produisent encore deux autres effets qui ne me paraissent pas moins dignes d'être signalés. Le premier, c'est d'aplatir la bride en fournissant à son allongement l'excédant de saillie qu'elle présentait auparavant, résultat analogue, bien qu'un peu différent de celui qui a été observé par l'auteur de l'article Pathologie des cicatrices du Compendium de chirurgie, qui fait remarquer que « lors- » qu'une cicatrice, adhérente par l'un de ses bords, vient à » être coupée en travers, les deux moitiés qui s'écartent ne » conservent plus la forme lamellaire, mais qu'elles s'é- » talent et s'affaissent, pour recouvrir la section du membre » à laquelle elles appartiennent (1). »

Le second effet, c'est de faire perdre à cette bride toute tendance à une rétraction nouvelle. L'allongement produit dans une bride divisée par ces coupes obliques, a pour con-

(1) T. I, p. 553.

séquence nécessaire, en effet, de détruire le parallélisme des fibres lamellaires qu'elle présente, d'incurver chacun des segments qui en résultent en les inclinant l'un vers l'autre, et de décomposer par conséquent la force rétractile qui leur est propre, c'est-à-dire, de l'utiliser de manière à prévenir la récidive en favorisant le rapprochement des lèvres voisines.

Au reste, quelle que soit l'explication qu'on admette, le fait m'a paru constant, comme on pourra s'en convaincre en parcourant les observations suivantes.

OBS. II. — BRIDE CUTANÉE QUI DÉVIE LE CINQUIÈME ORTEIL DROIT, ET LE MAINTIENT COUCHÉ EN TRAVERS SUR LES RACINES DES 4me ET 3me ORTEILS VOISINS — COUPES EN ZIGZAGS — RÉTABLISSEMENT INSTANTANÉ DE SA DIRECTION — GUÉRISON DURABLE.

Grytin, valet de chambre à Ay, âgé de 28 ans, grand, fort et bien constitué, vient me consulter en novembre 1852, pour une exostose traumatique de la malléole tibiale droite, et profite de cette occasion pour s'informer s'il serait possible de le débarrasser d'une petite infirmité qui le gêne beaucoup pendant la marche et le cirage de ses parquets. Il me fait remarquer que le petit orteil du même pied est élevé au-dessus du niveau des autres et couché sur les racines des deux voisins. La saillie qu'il présente, dit-il, soulève et déforme ses chaussures, qui, de leur côté, le compriment douloureusement et y occasionnent de l'inflammation quand il n'a pas soin de les ouvrir dans le point qui lui correspond. Cette affection daterait, selon lui, de sa plus jeune enfance et serait survenue sans cause connue.

Remarquant que ses pieds sont plats, ses orteils droits et allongés, que celui qui est dévié est élevé de beaucoup au-dessus du niveau des autres, et qu'en outre il est luxé sur le côté interne de la tête du métatarsien correspondant, et tordu sur son axe au point d'offrir son côté externe en haut et en avant, je crois d'abord son amputation nécessaire et la lui propose ; mais il la repousse absolument.

J'observe de nouveau cet orteil et remarque que son redressement fait saillir une bride cutanée dont la rétraction, une fois l'effort cessé, semble le ramener aussitôt dans sa mauvaise direction. Cette bride, d'un gris sale, épaisse, rugueuse, qui fait corps avec la peau et se déplace avec elle, commence au niveau de l'ongle, se continue sur le côté interne de cet orteil jusqu'à sa commissure, où elle se bifurque en deux brides secondaires dont la plus longue se projette directement en arrière, pour aller finir insensiblement près des articulations tarsiennes des troisième et quatrième métatarsiens, et la plus courte se dirige obliquement en dehors pour se terminer sur le côté externe du cinquième.

Je m'assure que la déviation de cet orteil est bien due à l'action de cette bride, qui se tend d'une manière douloureuse dès que j'essaie de le ramener à sa place, de le porter en dehors ou dans la flexion. Tous ces efforts, qui la dessinent fortement en entraînant la peau voisine avec elle, ne parviennent qu'à grand'peine cependant à permettre de le placer sur le plan des autres. La bride externe résiste surtout à sa flexion.

Ne rencontrant ni dans les muscles, ni dans les tendons, ni dans ses articulations aucune cause qui puisse occasionner sa déviation, je suis forcé de considérer cette bride *spontanée* comme l'unique cause de cette difformité, et lui propose alors de la diviser par des coupes ondulées dont il paraît bien comprendre l'effet et qu'il accueille aussitôt avec confiance.

Je les pratique le 1er décembre 1852, de la manière suivante : L'extrême brièveté de la bride principale m'ayant fait choisir les coupes en zigzags afin d'obtenir un allongement plus considérable, je les commence au niveau de la seconde articulation de l'orteil et les prolonge jusqu'à la commissure voisine. Arrivé là, il me faut les bifurquer pour atteindre les deux brides. Je les poursuis d'abord sur la plus longue vers le dos du pied, dans une longueur de près de 5 centimètres, puis les termine en attaquant la plus courte.

Il est bien entendu que, tout en divisant ces brides dans toute leur largeur et dans toute leur épaisseur, j'ai soin de respecter les tendons et les articulations sous-jacentes. Elles sont à peine terminées, que je puis allonger l'orteil et le redresser avec facilité. Cependant, je remarque que ce mouvement tiraille et tend légèrement son tendon extenseur, qui soulève la peau et me paraît raccourci. Ce motif me décide à le diviser au même instant, en faisant glisser jusque sous lui un ténotome fort étroit que j'introduis entre les lèvres des coupes.

Dès ce moment, le cinquième orteil se tient droit et demeure accolé au côté externe du quatrième, sans tendance manifeste à un nouveau déplacement.

Toutefois, quand je le soulève ou que le malade remue les orteils voisins, il semble se rapprocher facilement de sa direction vicieuse, circonstance qui me paraît occasionnée par l'extrême étroitesse de la tête du métatarsien, usée sans doute par le long séjour qu'il a fait sur son côté interne. Mais une simple bandelette de diachylon suffit pour l'assujettir dans sa direction normale, qui a pour effet d'allonger les coupes en diminuant l'obliquité de chacune d'elles, et de rapprocher leurs lèvres de manière à les adosser exactement dans toute leur longueur, sauf dans le point d'où part leur bifurcation dont l'angle s'éloigne assez pour m'engager à le réunir par un point de suture. Je termine l'opération en couvrant la plaie par un simple appareil.

Le cinquième jour, la réunion immédiate est obtenue partout, excepté sous le point de suture où elle est incomplète. Je touche alors ce point avec la pierre infernale et puis renvoyer le malade dès le onzième à ses occupations habituelles, muni toutefois d'un petit ressort d'acier convenablement garni et fixé de manière à contenir l'orteil dans la flexion. Il est convenu que Grytin le portera pendant plusieurs mois afin de laisser aux facettes articulaires le temps de recouvrer leur forme et leurs fonctions.

J'ai revu ce malade plusieurs fois depuis l'opération, et il m'a appris qu'il avait pu quitter cet appareil sans inconvénient trois ou quatre mois après. Au bout de dix-huit mois, époque où je l'ai vu pour la dernière fois, l'orteil se tenait seul dans sa position normale, et je ne pus, malgré d'assez vifs efforts, le ramener à son ancienne direction. Les facettes articulaires m'ont paru avoir recouvré leur forme normale ; leurs mouvements sont aussi libres et aussi étendus que ceux du pied sain. La trace des coupes est toujours visible, mais la peau qui les présente est souple, élastique et mobile sur les tissus sous-jacents.

L'action de ces coupes a été évidente et instantanée chez ce malade. Avant elles, cet orteil, dévié depuis la première enfance, ne pouvait par aucun effort être ramené à sa position normale, et cependant à peine sont-elles terminées qu'il la recouvre et la conserve sans violence et sans douleur.

On n'attribuera pas, je pense, ce résultat à la section du tendon de son extenseur, qui n'offrait aucun indice de rétraction active et n'avait dû se raccourcir qu'après coup. On conçoit d'ailleurs que, s'il l'eût produite, cette déviation se serait effectuée dans une toute autre direction.

OBS. III. — JEUNE GARÇON — FLEXION PERMANENTE DES QUATRE DERNIERS DOIGTS, OCCASIONNÉE PAR DES CICATRICES TROP COURTES — COUPES ONDULÉES, EN ZIGZAGS ET EN V DES BRIDES — GUÉRISON.

Un jeune garçon de 8 ans, le nommé Alfred Pélerin, de Tinqueux (Marne), entre à l'Hôtel-Dieu le 8 juillet 1852, pour qu'on lui rende, dit-il, l'usage de la main droite perdu à la suite d'une brûlure. Sa mère qui l'accompagne nous apprend, qu'après une chute dans le feu qu'il fit à l'âge de 2 ans, de larges lambeaux noirs se détachèrent de la paume, des doigts et du dos de la main, et que la plaie qui leur succéda ne se cicatrisa que lentement et en unissant peu à peu les doigts entre eux et à la paume de la main.

En examinant cet enfant, j'observe en effet que non seulement les cinq doigts sont réunis entre eux, mais que les quatre derniers sont fortement fléchis sur la paume.

Les doigts médius et annulaire surtout, qui sont garnis d'ongles longs et recourbés sur la pulpe, en sont tellement rapprochés, qu'ils ont ulcéré la peau qui la couvre. L'indicateur et l'auriculaire la touchent aussi, mais ils peuvent en être écartés, tandis que ce n'est qu'avec effort qu'on parvient à en éloigner les autres d'environ un centimètre. Cet écartement suffit toutefois pour mettre en évidence quatre brides volumineuses qui les unissent à cette région.

Ces brides, simplement adossées sur les doigts et près de leurs racines, se réunissent ensuite deux à deux, un peu au-dessus de la tête des métacarpiens, pour aller s'implanter isolément sur deux points distincts des éminences thénar et hypothénar. Elles sont dures, épaisses et fort résistantes; forment dans leur trajet autant de replis falciformes que tend et dessine fortement l'extension des doigts, bien que celle-ci soit fort limitée par la résistance qu'elles lui opposent.

Cependant, l'enfant peut exécuter des mouvements volontaires qui, bien que faiblement accusés dans chaque articulation, suffisent pour révéler leur mobilité et l'état d'intégrité des tendons qui s'y insèrent. Le bras, l'avant-bras et la main du même côté sont en outre manifestement atrophiés et moindres de plus d'un quart que ceux du côté sain.

Cet enfant jouit d'ailleurs d'une excellente santé et paraît bien disposé. Aussi, après quelques jours employés à lui faire prendre des brachiluves alcalins pour nettoyer et assouplir la peau, je me décide, en présence de M. Desprez, alors chirurgien adjoint de l'Hôtel-Dieu, et des élèves de l'Ecole de Médecine, à appliquer les coupes ondulées, et j'y procède le 12 juillet, de la manière suivante :

L'avant-bras du petit malade est solidement assujetti sur l'extrémité d'une table près de laquelle il est assis, tandis que la main la dépasse librement et est maintenue convenablement par des aides.

Dans un premier temps, j'isole les doigts de la cicatrice interdigitale qui les unit entre eux, comme je le dirai bientôt, et j'obtiens déjà par le retrait de cette cicatrice un léger allongement des doigts.

Dans un second temps, je saisis chaque doigt successivement et de manière à tendre l'une après l'autre les brides qui les unissent à la paume de la main ; alors je pratique sur chacune d'elles, à l'aide d'un bistouri à lame étroite, une suite de coupes dont la forme varie en raison de leur brièveté relative. Sur la bride de l'indicateur dont le raccourcissement est modéré, j'en pratique en V imbriqués dans une partie de sa longueur et d'ondulées sur le reste ; sur celles du médius et de l'annulaire, toutes deux fort rétractées, je les fais toutes en zigzags, tandis que sur celle de l'auriculaire qui tient le milieu, je leur donne une forme oblique et échelonnée.

Mais, quelle que soit la diversité de leurs formes, chacune de ces coupes comprend toute la largeur et toute l'épaisseur des brides et se prolonge presque dans toute leur longueur. Je dis *presque*, attendu qu'en raison de la présence des coupes pratiquées pendant le premier temps pour isoler l'un de l'autre les cinq doigts, j'ai été obligé de les interrompre à la naissance des trois doigts du milieu, afin d'éviter de les confondre avec elles, car cette réunion eût produit une plaie béante pendant leur extension, ce que je voulais prévenir.

Cependant ces coupes étaient à peine terminées, que je pus allonger les doigts dans une forte proportion et constater que toutes les brides avaient cessé de résister. J'aurais pu leur rendre à l'instant même leur longueur et leur direction normales, si quelques craquements qui se firent entendre dans leurs articulations ne m'eussent averti de l'existence d'une semi-ankylose qui me fit craindre de provoquer des douleurs trop aiguës en brusquant le mouvement nécessaire pour la rétablir. Je m'arrêtai donc à user d'un moyen plus doux pour surmonter graduellement la raideur de ces articulations.

Ayant solidement fixé une palette de bois autour du coude et du poignet, après l'avoir appliquée sur la face dorsale de l'avant-bras, dont elle était séparée par un coussin cunéiforme, je maintins les doigts dans une extension modérée, en les rapprochant de leurs digitations à l'aide de bandelettes de diachylon qui vont se tendre autour de chacune d'elles, après les avoir embrassés dans autant d'anses séparées.

Cette extension, comme dans le cas précédent, allonge fortement les coupes dont les lèvres se tiennent si exactement adossées, qu'aucun moyen ne paraît nécessaire pour les maintenir en contact. Aussi me suis-je borné, pour tout pansement, à les entourer d'un linge fenêtré et cératé, recouvert de quelques plumasseaux de charpie, d'une bande et d'une compresse. Puis le malade fut couché, l'avant-bras étendu sur un coussin.

Deux accidents, légers heureusement, sont cependant venus retarder la réunion immédiate de ces coupes.

Une petite hémorrhagie survenue le huitième jour, près de la racine du pouce, a réclamé une compression faite avec quelques rondelles d'amadou, et devint ainsi la cause d'un érysipèle qui s'est montré dès le lendemain, et s'est rapidement étendu, du point où elle était appliquée, sur toute la paume de la main et sur le quart inférieur de la face palmaire de l'avant-bras. L'enlèvement momentané de l'appareil, et l'emploi de quelques brachiluves et de topiques émollients en ont fait prompte justice, et il avait complètement disparu dès le treizième jour.

Mais un fait fort remarquable, c'est que la cicatrisation de ces coupes, qui n'était pas tout-à-fait terminée au moment de l'apparition de l'érysipèle, a cependant marché pendant sa durée et était achevée dans toute leur étendue le quatorzième jour, lendemain de sa disparition. Elle fut moins rapide sur les côtés des doigts, comme je le dirai plus tard, mais cette circonstance ne se rattachant pas à ces coupes, je ne la cite que pour mémoire.

J'ai présenté cet enfant à la Société médicale de Reims, le 13 août suivant, c'est-à-dire un mois après l'opération, et ses membres ont pu constater que, sauf en trois petits points étrangers aux brides qui nous occupent, la cicatrisation était complète ; qu'il n'existait plus traces de brides ; que celles-ci étaient remplacées par un tissu souple et mobile ; que les doigts avaient recouvré leur forme, leur longueur et une partie de leurs mouvements ; que, privés de tout appareil, ils se soutenaient dans une position voisine de l'extension complète ; que tous se fléchissaient et s'étendaient à volonté, dans une proportion encore restreinte il est vrai, mais bien accusée cependant ; enfin, que la main, considérée dans son ensemble, avait recouvré des formes qui satisfaisaient la vue de tout point.

Je conservai encore cet enfant pendant plusieurs semaines à l'Hôtel-Dieu pour terminer la cicatrisation des doigts, et profitai de ce temps pour exercer les articulations et développer l'action de ses muscles atrophiés. Je le renvoyai le 11 septembre seulement, jouissant alors de tous les mouvements de l'avant-bras et du poignet, saisissant et remuant avec facilité beaucoup d'objets avec les doigts, soulevant et portant un poids de plusieurs livres, en un mot, dans un état assez voisin d'un complet rétablissement, pour me faire espérer que, sous l'influence de l'activité de son âge, il ne pouvait manquer de l'atteindre dans un prochain avenir.

Cette observation était écrite depuis longtemps, et dans les termes que je viens de faire connaître, quand je désirai savoir à quoi m'en tenir sur le résultat définitif de cette opération. Je fis donc venir chez moi le jeune Alfred accompagné de son père, au mois de décembre 1854, et pus constater que la main était dans l'état suivant : le bras, l'avant-bras et la main sont encore manifestement moins développés que ceux du côté sain ; tous les doigts sont restés isolés ; le pouce et l'auriculaire ont conservé la conformation normale que je viens de faire connaître, mais les trois doigts du milieu se sont de nouveau courbés dans la paume de la main, non plus à un degré semblable il est vrai, mais encore assez fortement pour ne lui permettre de saisir les objets usuels qu'avec difficulté, bien qu'il écrive cependant assez facilement. Cette rétraction, qui s'est effectuée peu à peu pendant les premiers mois qui ont succédé à l'opération, est inégale dans les trois doigts; assez forte dans l'indicateur, elle l'est moins dans le médius, et elle est à peine accusée dans l'annulaire. En recherchant la cause de cette récidive partielle, je ne tardai pas à la rencontrer dans le retour de trois brides courtes mais fort épaisses qui existaient à la racine de chacun de ces doigts.

J'étais vivement peiné de ce résultat sur lequel j'étais loin de compter, quand je crus en découvrir la cause première dans le manuel opératoire lui-même. Je me souvins bientôt, en effet, que l'établissement des commissures interdigitales m'avait forcé de respecter les brides anciennes précisément au point où je les retrouvais, et je fus ainsi conduit, non plus à les considérer comme une véritable récidive, mais bien plutôt comme le fait d'une opération inachevée dans le lieu qu'elles occupaient. Je crus d'autant mieux devoir admettre cette opinion, que partout ailleurs les brides avaient disparu, et qu'à leur place se rencontrait un tégument souple, élastique, qui ne se distinguait de la peau voisine que par les traces des coupes qui l'avaient divisé. Ces motifs, en ranimant ma confiance, me conduisirent à proposer au père d'Alfred de me le ramener au printemps suivant, ce qu'il a promis de faire, et s'il tient parole, je ferai connaître ultérieurement le résultat des coupes que je me propose de pratiquer sur les points non divisés la première fois.

Quoi qu'il en soit, ce résultat ne me semble pas porter une atteinte sérieuse aux conclusions que j'avais d'abord tirées des deux faits que je viens de rapporter; seulement, il me paraît de nature à faire admettre la nécessité d'opérer en deux temps et à des intervalles plus ou moins éloignés, les sujets atteints simultanément de deux affections distinctes, surtout quand, comme cela s'est rencontré chez cet enfant, les incisions nécessaires pour produire l'isolement du lambeau d'union s'opposent aux coupes ondulées.

Malgré le petit nombre de cas dans lesquels je les ai appliquées, je n'en crois pas moins que les coupes ondulées constituent le procédé le plus avantageux de ceux qu'on connaît, pour guérir les cicatrices trop courtes; qu'elles permettent de les allonger à volonté; qu'elles laissent les plaies en contact après l'allongement, au point de favoriser la réunion immédiate; qu'elles détruisent le parallélisme des fibres de la trame cicatricielle de manière à prévenir toute rétraction ultérieure et par conséquent toute tendance à la récidive; enfin, qu'en conservant le tissu inodulaire, elles permettent de l'utiliser pour protéger les tissus sous-jacents et prévenir ainsi les accidents si communs après l'emploi des autres méthodes.

IV.

DES CICATRICES ADHÉRENTES.

Je désigne sous ce nom une variété de cicatrices caractérisées par l'adhérence intime de leur face profonde avec les organes sous-jacents, au point d'en recevoir une altération assez notable pour constituer une véritable difformité.

Tout-à-fait négligée par les auteurs, cette variété offre cependant plusieurs cas distincts selon qu'elle est immobilisée par ses adhérences à un os, à un cartilage, etc.; ou entraînée par son union avec un organe mobile comme un muscle, le cerveau, les poumons (1), l'intestin (2), etc.

Je n'essaierai pas de faire l'histoire de cette nouvelle variété : les faits me manqueraient pour y réussir; j'aime mieux aborder de suite son traitement et dire les indications qui m'ont servi de guide dans le choix du procédé que j'ai dirigé contre le seul cas qui s'est présenté à mon observation.

Procédé de l'auteur : — *Coupes sous-cutanées, mobilisation et assujettissement de la cicatrice.* —Mû par les principes que j'ai cherché à faire prévaloir, je devais avant tout conserver la cicatrice. Je ne pouvais la conserver qu'en la respectant dans ses parties visibles, car, siégeant à la face, des coupes, quelque minimes qu'on les suppose, eussent laissé des traces et nui au résultat définitif. Une seconde condition n'était pas moins nécessaire, c'était de l'utiliser elle-même en l'employant pour faire disparaître la difformité qu'elle avait occasionnée. Je ne pouvais évidemment atteindre ce double but qu'en détruisant ses adhérences profondes, sans l'entamer elle-même, et qu'en la mobilisant ensuite de manière à faire cesser le tiraillement qu'elle produisait dans les organes voisins.

Le procédé nécessaire pour obtenir ce double résultat devait donc embrasser les trois temps suivants : 1° pratiquer des coupes sous-cutanées pour isoler la cicatrice de ses adhérences profondes ; 2° la mobiliser ensuite dans une direction

(1) MM. A. Bérard et Denonvillers. Comp. de Chir., t. I., p. 551.

(2) Dupuytren. Loc. cit., t. II, p. 57.

propre à faire cesser tout tiraillement et toute difformité; 3° enfin, l'assujettir dans cette position jusqu'à ce qu'elle y ait contracté des adhérences assez solides pour prévenir un nouveau déplacement. Tels sont les motifs qui m'ont dirigé dans le cas suivant :

OBS. IV. — JEUNE FEMME — CHUTE SUR LA FACE — CICATRICE ADHÉRENTE A L'OS MALAIRE — TIRAILLEMENT DE LA PAUPIÈRE SUPÉRIEURE ABAISSÉE AU POINT DE COUVRIR LA CORNÉE TRANSPARENTE — COUPES SOUS-CUTANÉES — ÉLÉVATION DE LA CICATRICE ET DE LA PAUPIÈRE — ADHÉRENCES NOUVELLES. — RÉTABLISSEMENT DES FORMES ET DE LA VISION.

Mme J....., âgée de 27 ans, grande, belle et forte brune, vient me consulter trois mois après une chute qui détacha un lambeau sous l'œil droit et qui fut suivie d'une cicatrice difforme.

Lancée brusquement du haut d'une voiture où elle se trouvait, sur une route ferrée, l'angle externe de l'œil alla heurter contre un caillou anguleux qui ouvrit la peau de la joue jusqu'à la pommette, et détacha de l'os et de la tempe un lambeau triangulaire qui vint aussitôt flotter près de l'oreille voisine. Ce ne fut que plus d'une demi-heure après cette chute qu'elle put laver la plaie et réappliquer le lambeau à sa place où il fut maintenu par quelques bandelettes agglutinatives. Mais bientôt la suppuration survint et fut suivie d'une cicatrice des plus choquantes. Cette difformité, qui était non seulement fort désagréable, mais qui l'incommodait beaucoup, la décida à réclamer mes soins pour y remédier.

Deux cicatrices réunies à angle droit tout près de la commissure externe de l'œil paraissent être l'unique cause de cette difformité. La supérieure, dirigée horizontalement vers la tempe droite, est longue de deux centimètres et un peu mobile; l'inférieure, perpendiculaire, de l'étendue de plus de 25 millimètres, descend jusques un peu au-dessous de l'os malaire auquel elle adhère intimement. Par suite de cette adhérence et, selon toute probabilité, de la rétraction qu'elle a subie elle-même, cette cicatrice tiraille assez fortement la commissure externe des paupières, et l'abaisse de près de 12 millimètres au-dessous du niveau de celle du côté opposé, entraînant avec elle la paupière supérieure, qui arrive ainsi à couvrir plus des deux tiers de la cornée ; de telle sorte que la malade ne peut voir que les objets placés fort bas, et est obligée de renverser la tête en arrière pour apercevoir ceux qui sont placés directement devant elle. Ces deux cicatrices d'ailleurs sont encore rouges, épaisses, assez larges et saillantes, et la peau qui les entoure est froncée autour d'elles.

Après avoir réfléchi sur ce cas exceptionnel, je me décide à l'attaquer par le procédé que j'ai indiqué, et l'applique le premier décembre 1852, de la manière suivante : Je commence par faire une petite ouverture à la peau près de l'angle de jonction des deux cicatrices, et fais ensuite glisser à travers elle la lame mince et étroite d'un ténotome que je dirige successivement sur les adhérences qui les unissent aux parties profondes, mais en le faisant cheminer à petits coups et en sciant en quelque sorte, pour les atteindre dans toute leur étendue. Cependant, au moment où mon ténotome arrive près de l'angle externe de l'œil, il rencontre la conjonctive du sillon oculo-palpébral qui paraît déprimée et adhérente à la cicatrice, et l'entâme au point de provoquer l'écoulement de quelques gouttes de sang par les paupières. Ce petit accident sans importance effraie toutefois beaucoup le mari qui m'assiste et qui s'écrie que l'œil est crevé ! Sous l'empire de cette crainte bien mal fondée, il se retire et me laisse privé de toute assistance, ce qui ne me permet d'achever qu'incomplètement la destruction des faibles adhérences qui existaient encore.

Néanmoins, comme la cicatrice me paraît assez mobile et qu'elle cède facilement aux tractions que j'exerce sur la peau voisine, j'espère pouvoir l'entraîner assez haut pour parer à cet inconvénient. Je me décide donc à passer une forte épingle sous un pli de la peau soulevée au-dessus de l'angle de la cicatrice, et après avoir protégé cette peau contre toute pression par une petite plaque de diachylon, je passe les deux chefs d'une anse de fil sous la pointe et la tête de l'épingle, puis je les rapproche et les soulève de manière à élever en même temps la commissure voisine au-dessus de son niveau normal, et termine en les attachant solidement sur la coiffure de la malade. Une compresse et un bandeau sont les seuls moyens appliqués sur l'œil.

Cinq jours après, la cicatrice, bien soutenue par ce petit appareil, me paraît solidement agglutinée dans ses nouveaux rapports, et j'enlève le fil et l'épingle qui l'y assujettissaient. Je remarque en effet que, malgré la liberté où les laisse l'enlèvement de l'appareil, les paupières et leurs commissures ont recouvré leur position normale et que toute difformité a disparu. Cet état dure encore quelques jours sans changement appréciable. Mais au bout d'une quinzaine, la paupière supérieure me semble de nouveau s'abaisser un peu, ce qui me décide de proposer à la malade une petite coupe de quelques millimètres pour achever l'opération. Elle y consent, et aussitôt les parties recouvrent leurs formes et leurs fonctions, sans que rien vienne entraver la guérison, qui s'accomplit cette fois en quelques jours et d'une manière durable. En effet, aujourd'hui, plus de trois ans après l'opération, la physionomie de cette jeune femme a non seulement regagné toute son expression, mais encore les cicatrices conservées ont recouvré assez de blancheur, de souplesse et de mobilité pour qu'on s'aperçoive à peine de leur présence, et les fronçures qui les entouraient ont elles-mêmes complètement disparu.

V.

DES CICATRICES UNISSANTES.

Je désigne sous le nom de cicatrices *unissantes*, les *Adhérences* de Dupuytren, afin de les distinguer des précédentes, dont elles sont fort différentes.

Ces cicatrices sont caractérisées par la présence d'un tissu inodulaire qui réunit accidentellement deux organes voisins et se rencontrent le plus souvent près des commissures dont elles semblent n'être qu'une prolongation. On les voit surtout près des commissures des paupières et du sillon oculo-palpébral (symblépharon), près de la commissure des lèvres de la bouche (occlusion), près de la fourchette de la vulve ou près du méat urinaire (agglutination des grandes ou des petites lèvres), près des commissures des doigts (union latérale des doigts), etc.

Elles se ressemblent donc en ce sens que toutes naissent d'une commissure ou d'un angle qui sépare deux organes voisins, mais elles diffèrent cependant des *cicatrices oblitérantes* et des cicatrices *trop courtes*, avec lesquelles d'ailleurs elles ont quelques points de contact.

Ainsi, tandis qu'elles confondent en quelque sorte deux organes en les réunissant de manière à n'en former qu'un seul, les *oblitérations contre nature* n'aboutissent qu'à rétrécir ou à oblitérer l'entrée d'un canal ou d'une cavité naturelle, comme cela se rencontre pour le nez, le vagin, le rectum, etc.; et les cicatrices *trop courtes* n'arrivent qu'à rapprocher des organes plus ou moins éloignés l'un de l'autre, mais sans les réunir ni les confondre. Cette distinction n'a d'importance, il est vrai, qu'au point de vue thérapeutique; mais, quand on l'envisage sous ce rapport, elle a la plus haute valeur, car chacune de ces variétés a ses indications spéciales et son traitement particulier qui diffèrent essentiellement dans les unes et les autres.

On trouve dans les auteurs anciens l'indication de plusieurs espèces de cicatrices unissantes. Ainsi Celse parle de l'*Ankyloblépharon*, qu'il propose de détruire, d'après Héraclide de Tarente, en emportant toute la cicatrice, mais en respectant avec soin la paupière et l'œil; cette méthode toutefois paraît lui inspirer peu de confiance, car il ajoute qu'il n'a vu personne guérir de cette infirmité par son emploi. « *Ego sic restitutum esse neminem memini* (1). » Il ne parle pas de la réunion des lèvres de la bouche, mais il dit quelques mots de celle de la vulve, qu'il considère comme pouvant se produire dans le sein de la mère ou à la suite d'ulcérations mal soignées. Il conseille d'ailleurs de la traiter par l'excision et ensuite par l'interposition d'une tente ou d'une canule de plomb. « *Necessarium est* » *recta linea patefacere : tum ab ora vel vulsella vel hamo* » *apprehensa, tamquam habenulam excidere* (2). »

Paul d'Egine ne parle que de deux variétés seulement de cicatrices unissantes : du symblépharon et de l'adhérence des grandes lèvres entre elles.

A l'occasion du symblépharon, il dit : « La paupière su» périeure devient adhérente tantôt à la rangée ciliaire in» férieure, tantôt à la conjonctive, tantôt avec la cornée

(1) Lib. VII, § VII.
(2) Lib. VII, § XXVIII.

» elle-même... Il faut détruire l'adhérence avec un ptéry-
» gotome... et après l'opération, nous ferons une injection
» dans l'œil et nous séparerons les paupières avec de la
» charpie... (1). »

Quant à la réunion des grandes lèvres, il dit : « S'il y a
» seulement adhérence, nous la détruisons avec le syrin-
» gotome par une incision droite...; ensuite nous em-
» ployons les cicatrisants en plaçant un phallus enduit de
» quelque remède de cette espèce..., de peur que les par-
» ties ne se réunissent de nouveau (2). »

Comme on le voit, ces deux auteurs ne connaissaient que deux procédés pour combattre les cicatrices unissantes : l'incision simple, et l'incision suivie d'excision.

Je ne poursuivrai pas plus loin toutefois cette analyse historique, parce que les faits me manqueraient pour l'étendre à toutes les espèces que renferme cette variété. Il me suffira de faire observer que ce que je vais dire à l'occasion de l'une d'elles s'applique également à toutes les autres.

DU TRAITEMENT DES CICATRICES UNISSANTES DES DOIGTS.

Les méthodes de traitement qu'on a dirigées jusqu'ici contre l'union des doigts entre eux, et qui sont applicables comme je l'ai dit aux autres espèces, sont au nombre de deux : 1° l'incision de la cicatrice unissante, et 2° l'autoplastie.

Cependant, autour de chacune de ces méthodes viennent se grouper un certain nombre de procédés qui s'y

(1) Loc. cit., p. 123.
(2) *Ibid.*, p. 297.

rattachent d'une manière plus ou moins directe, et que je ferai connaître après avoir parlé d'elles. Je terminerai cette étude par la description du procédé qui m'est propre et que j'emploie spécialement contre elles.

1°. *Incision.* — Dupuytren, qui employait exclusivement cette méthode dans les adhérences contre nature, la formule de la manière suivante : « Après les avoir incisées, » dit-il, on les disséquera largement et jusques au-delà de » leur origine (1). »

Cette méthode d'ailleurs est fort ancienne et remonte jusqu'à Celse, qui, en parlant de l'union des doigts entre eux, la conseillait déjà pour la détruire : « *Si di- » giti... cohæserunt, scalpello diducuntur* (2) ; » c'est elle qui a prévalu dans tout le moyen-âge et que recommande notamment Guy de Chauliac, qui nous dit : « *Quandoque » vero fit inviscatio digitorum, quorum curatio est incisio et » separatio cum rasorio...* (3) ; » Fabrice d'Aquapendente dit aussi : « Or i'ay tousiours séparé ces doigts de la mesme » façon que dit Celse (4) ; » Fabrice de Hilden, en opérant en 1596, l'enfant dont j'ai déjà parlé, dit qu'après avoir isolé les doigts du métacarpe auquel ils étaient unis, il les sépara ensuite l'un de l'autre par l'incision : « *Digitos item sepa- » ravi* (5) ; » Amb. Paré veut aussi que les doigts soient « séparés auec un rasoir bien tranchant (6) ; » Dionis la recommande, en ajoutant toutefois que : « s'ils étaient unis » par une membrane comme une patte d'oie, il faudrait

(1) Leç. oral., t. II, p. 69.
(2) Lib. VIII, § XXXII.
(3) Loc. cit. Tract. VI, cap. IV.
(4) OEuv. ch., p. 816.
(5) Cent. 1, obs. 83.
(6) Opérat. de chir., t. II, p. 457, édit. de M. Malgaigne.

BIBLIOTHÈQUE IMPÉRIALE IMPR.

» dans l'entre-deux de chaque doigt couper et emporter la » membrane (1). »

De Lamotte l'employa lui-même à l'occasion du fait suivant : « Au mois de mai 1686, dit-il, une femme de » Flottemanville m'apporta son fils à voir, qui a été brûlé » dans une marmite pleine de soupe, depuis les os pubis » et le coccyx jusqu'aux genoux... Il lui restait une cica- » trice au-dehors de l'anus... De plus, ajoute-t-il, une co- » hérence des deux cuisses, depuis le périnée jusqu'à trois » ou quatre travers de doigt au-dessus des genoux ; en sorte » que ce garçon qui commençait à devenir grand, il était » âgé de sept à huit ans, ne pouvait absolument avancer, » enjamber, monter ni descendre.

» Je ne fis aucune difficulté, continue-t-il, d'enlever toute » la callosité qui s'était formée à l'entour de l'anus..., après » quoi je commençai en la partie inférieure de la cohérence » des cuisses que je séparai jusqu'au périnée.... le tout fut » guéri en moins de cinq semaines.... »

Il termine en disant : « J'ai fait plusieurs autres sembla- » bles séparations à des *doigts unis ensemble* par le même » accident..., mais je n'en ai fait aucune de cette consé- » quence ni si heureusement (2). »

Ce fut encore à cette méthode que recourut Bernier de Besançon, en 1726, chez « une jeune fille née avec les cinq » doigts de chaque main et de chaque pied parfaitement » joints en un seul corps... quand, quatre mois après sa » naissance, il songea à lui séparer les doigts par des inci- » sions... mais, dit-il, ces mains ainsi raccommodées par

(1) Cours d'opérat., p. 716.

(2) Trait. compl. de chir., t. II, p. 444.

» art, ont de l'air d'une patte de chat : les doigts sont cour- » bés, un peu élevés vers le milieu, etc. (1). »

Enfin, on la trouve recommandée par Heister (2); par Boyer (3); Dupuytren (4); Chélius, qui proclame que « le » seul moyen de remédier à cette difformité est la section » de l'adhérence (5), » etc., etc.

L'incision de la cicatrice unissante fut donc jusque dans ces derniers temps la seule méthode usitée, bien qu'elle dut être le plus souvent suivie de récidive, car, non seulement, comme le fait observer M. Velpeau, après cette opération, « la plaie qui occupe chaque côté des doigts végète, » prend un aspect fongueux, et ne se cicatrise qu'avec une » extrême difficulté (6); » mais encore, comme l'a dit A. Bérard, parce que « la cicatrice qui part de l'angle, a une telle » tendance à opérer la réunion des doigts de leur base vers » leur extrémité, que l'on ne peut espérer de la vaincre » dans tous les cas, quel que soit l'appareil que l'on mette » en usage (7). »

La rareté des succès obtenus par cette méthode a dû tout naturellement conduire à la modifier et à la perfectionner pour en obtenir de meilleurs résultats. Parmi les nombreux procédés inspirés par le désir d'atteindre ce but, je citerai notamment les suivants :

1° Dupuytren recourait après son emploi « à l'interposi- » tion de corps étrangers, à l'extrémité d'un stylet bou-

(1) Planque. Biblioth. de Chir. et de méd., t. III, p. 643.
(2) Inst. chir. Part. II. Sect. I, cap. XXXI, p. 63.
(3) Trait. des mal. chir., t. XI, p. 50.
(4) Loc. cit., t. II, p. 69.
(5) Trait. de chir., t. II, § 1407.
(6) Méd. opérat., t. I, p. 478.
(7) Dict. de méd. en 30 vol., art. MAIN (Pathol.).

» tonné, qu'il faisait mouvoir entre les lèvres à chaque pan-» sement (1); »

2° Chélius insiste pour que « pendant la période de gra-» nulation... on touche souvent la plaie avec le nitrate d'ar-» gent, et qu'on empêche ces granulations d'arriver au con-» tact par la compression.... (2); »

3° M. Amussat recommande « de fendre à diverses re-» prises, toutes les vingt-quatre heures, l'angle d'union des » deux surfaces où la membrane inodulaire passe de l'une » à l'autre, pour rompre la continuité de cette membrane, » et faire en sorte que la cicatrice s'achève isolément et in-» dépendamment de l'autre (3);

4° Dieffenbach, « après avoir détruit les adhérences dans » toute leur étendue, dissèque légèrement la peau à droite » et à gauche, ou d'un côté seulement, de façon à pouvoir » réunir par première intention (4); »

5° M. Velpeau « commence par placer dans la partie la » plus reculée de la cloison interdigitale trois ligatures d'at-» tente, une au milieu et une de chaque côté. Puis... ayant » divisé... la cloison anormale jusqu'à deux ou trois lignes » des points traversés par les fils, (il) s'empare successive-» ment de chacun de ceux-ci pour en faire trois points de » suture simple (5); »

6° Enfin, Rudtorffer, « pour prévenir plus sûrement cette » réunion consécutive, fait pénétrer un fil de plomb long » de deux pouces à travers la membrane de réunion, près » de la base des doigts, tord séparément ses deux extré-

(1) Loc. cit., t. II, p. 36.
(2) Loc. cit., t. II, p. 7.
(3) M. M. Malgaigne. Méd. op., p 133.
(4) *Ibid.*, p. 134.
(5) Méd. opérat., t. I, p. 480.

» mités, le laisse à demeure en lui faisant exécuter souvent » quelques mouvements, et cela jusqu'à cicatrisation com» plète de la plaie dans laquelle il est logé. Cette cicatrisa» tion obtenue, il passe un bistouri boutonné à travers cette » ouverture et achève l'opération en divisant la cicatrice » anormale dans toute sa longueur (1). »

2°. *Autoplastie.* — Cette méthode, bien que récente encore, compte déjà deux procédés distincts : celui de Zeller qui l'a inventée, et celui de M. Didot de Liége.

1° « Lorsque la peau qui couvre la face dorsale des doigts » réunis est saine et normale, Zeller y fait une incision en » V dont la pointe s'étend sur la membrane intermédiaire, » jusqu'à la hauteur de la deuxième phalange, et dont la » base regarde l'articulation métacarpo-phalangienne ; il » dissèque le lambeau qu'il vient de faire, le réfléchit en » arrière, achève la section de l'adhérence, rabat le lam» beau entre les doigts et l'applique contre la face palmaire » de la main, où il le fixe à l'aide d'une bandelette de dia» chylon (2). »

2° M. Didot de Liége a appliqué le sien chez un enfant venu au monde avec les doigts annulaire et auriculaire si bien soudés l'un à l'autre, qu'ils semblaient n'en faire qu'un sous la peau qui les entourait. Après avoir isolé en sens opposé la peau qui couvrait la face dorsale de l'un et celle de la face palmaire de l'autre, il coupa « les parties molles » qui retenaient les deux doigts unis par leurs faces cor» respondantes, et abaissa sur la partie dénudée de l'au» riculaire la portion du lambeau qui recouvrait la face » dorsale de l'annulaire, et celle-ci fut mise en rapport

(1) Ueber die einfachste... operations-methoden, etc., v. II, p. 478.
(2) Chélius. Loc. cit , t. II, p. 13.

» avec le lambeau détaché de la face palmaire du petit » doigt (1). »

Appréciation. — Une remarque qui n'a dû échapper à l'attention de personne, c'est le grand nombre de procédés inventés et mis en usage pour prévenir la récidive qui succède aux méthodes dirigées contre les cicatrices unissantes. Ne serait-ce pas déjà un motif de douter de leur efficacité? Leur résultat a dû à coup sûr tromper bien souvent l'attente des chirurgiens.

« L'incision simple, nous dit en effet M. Jobert, est aussi » insuffisante pour parvenir au rétablissement organique » et fonctionnel de ces vices de conformation que pour les » brides inodulaires (2), » car, « on voit souvent, avoue même » Chélius, les parties qu'on a divisées se réunir (3), » et cela arrive, quels que soient les moyens employés pour le prévenir. Ainsi, dit M. Velpeau, « il est à remarquer que des » plaques de charpie, des lames de plomb, des rubans d'em» plâtre, des bandages de toute sorte, maintenus comme » corps étrangers entre les doigts qu'on tient isolés, luttent » souvent en vain contre cette tendance à une agglutination » nouvelle (4). » Mais eût-on même obtenu cette cicatrisation isolée, « il ne faudrait pas perdre de vue, dit encore » Chélius, que la plaie de l'opération étant complètement » cicatrisée, des adhérences nouvelles peuvent encore réunir » les doigts (5). »

Ces procédés ont cependant dû réussir quelquefois,

(1) M. A. Guérin. Chir. opérat., 1re part., p. 283.
(2) Chir. plast., t. II, p. 74.
(3) Loc. cit., t. II, p. 13.
(4) Loc. cit., t. I, p. 480.
(5) Loc. cit., t. II, p. 11.

mais dans quelles circonstances? Je crois avec Delpech que s'il « importe beaucoup de distinguer les cas de simple » coalition produite par le contact des parties enflammées » ou excoriées.... de ceux qui résultent de la cicatrisa» tion d'une solution de continuité avec perte de subs» tance... (1), » c'est surtout parce que ces procédés ont pu réussir dans le premier cas, tandis « que tous les secours » de l'art sont impuissants dans le second (2). » Et ce jugement, quelque sévère qu'il soit, est fondé, il faut en convenir, du moins à l'égard des procédés usités de son temps.

On cite bien quelques succès. Ainsi, j'ai rapporté plus haut celui de Bernier; mais il s'agissait d'une réunion congénitale, et ce cas est fort différent de ceux qui concernent les réunions accidentelles. Cependant, même dans ce cas, qui est à coup sûr des plus favorables à la réussite, on se souvient encore qu'il n'en a obtenu qu'une « patte de chat! » succès à coup sûr fort peu brillant. Dupuytren n'en cite qu'un exemple (3), mais je ne sais s'il ne concerne pas un sujet atteint plus tard de récidive et qui fut opéré de nouveau par M. Jobert (4). Ce qu'il y a de certain toutefois, c'est qu'il était loin de réussir toujours.

On connaît en effet le fait rapporté par M. Pigné, qui dit, en parlant des efforts qu'il faisait pour prévenir cette récidive : « J'ai vu, chez un enfant de dix ans, les compresses » longuettes solidement fixées au bracelet, ne pouvoir vain» cre la tendance à la réunion ; et, la cicatrisation étant com» plète, la main offrir un aspect analogue à celui du pied » d'un palmipède. Une deuxième et une troisième opération

(1) Précis des mal. chir., t. I, p. 459.
(2) *Ibid.*
(3) Loc. cit., t. II, p. 76.
(4) Chir. plast., t. II, p. 59.

» furent faites; des lanières en cuir fortement serrées fu- » rent substituées aux compresses, et le résultat fut toujours » le même; on fut obligé de renoncer à la guérison (1). »

Il n'est pas impossible sans doute qu'on obtienne de meilleurs résultats en recourant aux procédés nouveaux; cependant, si l'on peut admettre que les sections de l'angle d'union proposées par M. Amussat peuvent offrir quelque avantage quand il s'agit d'une petite plaie, de celle faite pour agrandir l'ouverture du méat urinaire par exemple, il semble bien difficile d'espérer qu'on rencontrera des sujets assez dociles pour se prêter à les laisser réitérer aussi souvent qu'il le recommande, surtout s'il fallait les employer dans toutes les commissures des doigts en même temps!

Je pense que le procédé de M. Velpeau est encore à l'état de projet. Je ne connais aucun cas où il ait été employé. On conçoit d'ailleurs que la densité des cicatrices offrirait une difficulté sérieuse au rapprochement des lèvres en l'employant tel qu'il le prescrit. En tous cas, je ne crois pas qu'il l'ait appliqué dans le seul cas d'adhérence des doigts dont il cite l'observation. « Une jeune fille de » quinze ans que j'avais opérée, dit-il, pour une adhérence » des trois derniers doigts de la main droite, eut une gan- » grène qui comprit toute la dernière phalange et la moitié » antérieure de la phalange moyenne du doigt annulaire. » Quelques portions de la peau se mortifièrent en outre » sur les deux autres doigts, et la guérison, qui se fit long- » temps attendre, laissa la malade dans un état de diffor- » mité pour le moins aussi considérable, quoique d'une au- » tre nature, que celui auquel j'avais voulu remédier (2). »

(1) Chélius, Trait. de chir., t. II, p. 12.

(2) Loc. cit., t. I, p. 478.

Je ne sais non plus si Rudtorffer a ou non employé le procédé qu'il a proposé ; ce qu'il y a de certain toutefois, c'est que M. Pétrequin « l'a essayé sans succès contre l'ad» hérence des paupières, » nous dit M. Malgaigne (1). Qu'on suppute d'ailleurs ce qu'il faudrait de patience aux pauvres malades pour attendre la *cicatrisation préalable*, et en outre les difficultés que peuvent présenter certains cas complexes, plus ou moins semblables à celui que je ferai connaître bientôt, dans lequel les doigts étaient non seulement réunis entre eux, mais adhéraient encore à la paume de la main, et l'on s'expliquera pourquoi il a dû être si rarement employé jusqu'ici.

Le procédé de Dieffenbach paraît avoir réussi à M. Malgaigne (2), mais cet auteur ne nous dit pas s'il l'a appliqué à des adhérences partielles et congénitales, double circonstance qui, sans diminuer l'honneur du succès qui revient à l'opérateur, atténue beaucoup cependant la valeur du procédé lui-même.

Quant à l'*autoplastie*, elle suppose évidemment l'intégrité de la peau destinée à former les lambeaux. Bien qu'elle soit nécessairement longue et laborieuse, il peut y avoir avantage à l'employer quand il s'agit de remédier à des réunions congénitales ; mais malheureusement le plus grand nombre est loin d'avoir une origine semblable, attendu que presque toutes celles qu'on rencontre sont dues à des brûlures suivies d'une suppuration prolongée qui a plus ou moins altéré la peau voisine, quand celle-ci n'a pas même été profondément escarrifiée.

En résumé, si l'on ne peut nier que les procédés connus

(1) Loc. cit , p. 135.
(2) *Ibid* , p. 134.

aient réussi quelquefois, l'analyse des faits porte à conclure que ces succès n'ont été obtenus que dans des cas d'adhérences légères ou congénitales. Toutes les fois qu'on les a employés contre des réunions accidentelles de quelque importance, ou ils ont occasionné des accidents plus ou moins graves, ou ils ont été suivis de récidive. L'art attend donc encore un procédé véritablement efficace et applicable à tous les cas qui peuvent se présenter. Ces réflexions m'ont inspiré celui que je vais faire connaître.

3°. Procédé de l'auteur : *Greffe d'une nouvelle commissure par glissement du lambeau d'union.* — Enoncer ce procédé, c'est en quelque sorte le décrire. Toutefois, comme il n'est pas né tout d'une pièce, je vais essayer d'indiquer les voies qu'il m'a fallu parcourir pour le trouver.

De plus en plus convaincu des avantages que procure la conservation du tissu cicatriciel, il me fallait d'abord chercher l'emploi le plus utile qu'on pouvait lui donner, tout en faisant disparaître la réunion accidentelle qu'il avait occasionnée.

Je ne pouvais toutefois songer à le conserver qu'à la condition de ménager précieusement le plus grand nombre des ramifications vasculaires qui lui arrivent, comme on sait, de la peau voisine et de ses adhérences profondes; autrement, il faudrait s'attendre à la mortification du lambeau.

Mais une fois isolé des organes qu'il réunit accidentellement et bien fourni de communications vasculaires, quel emploi plus utile pouvais-je lui donner qu'en le faisant glisser dans l'intervalle de ces organes et en le greffant en quelque sorte dans leur angle de séparation, pour en former une nouvelle commissure?

De cette manière, j'obtenais déjà par la conservation de ce lambeau un premier point tout cicatrisé; puis, en le faisant glisser dans l'angle de séparation, j'en formais une nouvelle commissure qui, outre l'avantage de rétablir l'état normal, offrait encore celui d'isoler l'un de l'autre les côtés correspondants sur lesquels allait se produire un nouveau travail cicatriciel, et de prévenir ainsi toute tendance à l'agglutination et par conséquent à la récidive. J'ajouterai enfin, qu'en faisant cesser toute tension dans la portion de cicatrice conservée, je la ramenais aux conditions les plus favorables pour lui rendre la souplesse et l'élasticité des téguments communs.

En résumé, le caractère spécial de cette méthode est donc de conserver le lambeau d'union, d'en former une commissure isolante qui tout à la fois rétablit les formes normales et prévient la récidive. Quant à la manœuvre nécessaire pour l'appliquer, on conçoit qu'elle doive varier selon qu'il s'agit d'un symblépharon, de l'oblitération de la bouche, d'un rétrécissement du méat urétral, de la réunion des doigts, etc., chacune de ces variétés commandant des procédés différents. Je vais faire connaître dans les observations suivantes ceux qui me sont propres et que j'ai dirigés contre elles.

OBS. V.—SYMBLÉPHARON QUI DATE DE PLUS DE CINQUANTE ANS — STRABISME CONVERGENT — ISOLEMENT DE LA CICATRICE GREFFÉE AU FOND DU SILLON OCULO-PALPÉBRAL — CICATRISATION RAPIDE — NULLE TENDANCE A LA RÉCIDIVE (*a*).

Lancerot Hubert, âgé de 70 ans, ancien forgeron, entre à l'Hôtel-Dieu le 17 novembre 1854, pour un phlegmon induré de la cuisse. Il offre en outre un symblépharon qui unit les trois cinquièmes internes de la paupière infé-

(*a*) Les matériaux de cette observation ont été recueillis par M. Damideaux, interne distingué de l'Hôtel-Dieu de Reims.

rieure gauche aux trois quarts inférieurs de la cornée correspondante et à toute la surface scléroticale située au-dessous d'elle.

Ce malade raconte que cette dernière affection date de plus de cinquante ans, et qu'elle a succédé à une brûlure produite par une étincelle de fer incandescent (à un *péton* de feu, dit-il) lancée dans son œil tandis qu'il forgeait une grosse pièce. Retiré deux jours après seulement de l'angle interne de l'œil où il était enfoncé, ce corps étranger avait le volume et la forme d'un pois. Une violente ophthalmie éclata aussitôt, dura trois mois et se termina par l'adhérence de la paupière à l'œil. Comme cette difformité ne l'empêcha pas de reprendre ses travaux et ne lui occasionnait qu'un larmoiement gênant plutôt que douloureux, il s'y habitua peu à peu, et ne songea pas à réclamer les secours de l'art pour en être délivré. Mais, apprenant qu'il était possible de l'en guérir sans danger et pendant la durée du traitement que réclamait son autre maladie, il nous manifesta aussitôt le désir d'en être débarrassé.

Voici les particularités que présentait l'œil du malade au moment où je l'examinai. Une cicatrice interposée entre la paupière inférieure gauche et l'œil, les unit depuis la caroncule lacrymale jusqu'au côté externe de la cornée transparente, dans les trois cinquièmes internes de leur étendue ; elle a près de deux millimètres d'épaisseur, est constituée par un tissu lamelleux blanchâtre, opaque, peu extensible, dont les fibres parallèles se dirigent en haut et en arrière. Ses surfaces adhèrent d'un côté aux trois quarts inférieurs de la cornée et à toute la conjonctive oculo-palpébrale sous-jacente jusqu'au fond du cul-de-sac, de l'autre, à la face oculaire correspondante de la paupière inférieure, mais elles s'arrêtent brusquement en dehors de ces limites, où elles se terminent par un bord épais et arrondi sous lequel l'extrémité d'un stylet mousse dirigé vers le grand angle peut pénétrer dans un petit cul-de-sac profond de près de deux millimètres. Le point lacrymal inférieur a disparu, mais on aperçoit distinctement l'ouverture du supérieur, qui continue à fonctionner ainsi que semble l'annoncer l'humidité habituelle de la narine correspondante. Le bord libre de la paupière inférieure est en partie confondu avec la cicatrice, mais ce voile conserve ses plis et des mouvements volontaires ; cependant, quand elle s'abaisse, elle tiraille et allonge un peu la cicatrice et entraîne l'œil dans la même direction.

La cornée conserve toute sa transparence dans ses points libres, ce qui permet de distinguer nettement les rayons supérieurs de l'iris, colorés d'un bleu aussi vif que ceux du côté sain. La pupille est couverte dans toute sa hauteur par la cicatrice ; cependant le malade aperçoit encore les gros objets et distingue même certaines nuances éclatantes à travers quelques éraillures de la cicatrice; son œil d'ailleurs paraît sain, et, bien que dirigé habituellement en bas et en dedans, il peut se mouvoir dans toutes les directions, en entraînant la paupière elle-même avec lui jusqu'à un certain degré, quand il se porte en haut et en dehors. L'état de ces organes paraît donc favorable et permet d'attendre quelque succès d'une opération bien entendue.

Le malade étant bien disposé, je fais préparer un couteau à cataracte convexe sur le tranchant, de petits ciseaux mousses et courbes sur le plat, des pinces à disséquer, un fil ciré, une aiguille à suture, et j'y procède le 27 novembre, de la manière suivante.

Le patient est assis sur un siége, un aide maintient sa tête et relève la paupière supérieure avec un ophthalmostat engagé sous elle. Pendant ce temps, j'abaisse l'inférieure de la main gauche, tandis que de la droite, armée du couteau à cataracte, je divise successivement, et couche par couche, toute la hauteur de la cicatrice dans ses points d'union avec la conjonctive palpébrale. Confiant alors à un autre aide l'abaissement de la paupière inférieure, je saisis la couche cicatricielle dans toute sa hauteur et dans toute son épaisseur avec les mors d'une pince à disséquer ; j'exerce aussitôt de légères tractions pour l'écarter de l'œil et la sépare de celui-ci avec la pointe des ciseaux mousses, mais de manière à ménager avec soin les adhérences profondes et celles des extrémités de ce lambeau cicatriciel, afin de lui conserver de larges communications vasculaires.

A peine ces coupes sont-elles achevées, que l'œil se meut en tous sens et prend une direction semblable à celle de l'œil sain ; la paupière elle-même, libre de toute adhérence, joue et s'abaisse avec facilité.

Cependant tout n'est pas fini. Il faut maintenant faire glisser ce lambeau entre la paupière et l'œil qu'il réunissait, et le fixer au fond de l'angle qui les sépare, afin d'en former une commissure isolante. Voici comment j'y parviens. Une anse de fil dont les deux chefs sont successivement armés d'une aiguille courbe, est jetée en sautoir sur le bord flottant de ce lambeau. L'un de ces chefs est glissé en avant de lui et près de son extrémité interne, l'autre en arrière et près de son extrémité externe ; puis tous deux, après avoir été conduits au fond du nouveau sillon oculo-palpébral, traversent toute l'épaisseur de la paupière inférieure de dedans en dehors, et sont attirés jusqu'à ce que le bord libre du lambeau embrassé dans cette anse soit enfoncé jusqu'au fond du sillon ; alors, je les rapproche et les lie ensemble au niveau du bord de l'orbite sur un rouleau de diachylon.

J'écarte aussitôt la paupière de l'œil, et distingue nettement au fond du sinus le bord cicatriciel dont la nuance blanche tranche vivement sur celle des plaies saignantes qui l'environnent. Il paraît d'ailleurs attaché solidement au fond de ce sillon.

Le peu de sang qui s'est écoulé pendant l'opération a été facilement étanché et m'a peu gêné. Je termine celle-ci en couvrant l'œil de quelques compresses imbibées d'eau froide.

30 novembre. — L'œil est un peu injecté. Œdème rosé de la paupière

inférieure, notamment autour des points comprimés par le fil. La commissure semble bien adhérer au fond du sillon, et le fil qui l'y assujettissait est coupé et enlevé.

3 décembre. — L'œdème a cessé, mais la conjonctive est encore injectée. Collyre au sulfate de zinc.

10 décembre. — Toute trace d'inflammation a disparu. La cicatrisation s'est opérée isolément sur la paupière et sur l'œil; la commissure est bien établie au point le plus profond du sillon oculo-palpébral qui est maintenant aussi profond que celui du côté sain. La cornée a recouvré de la transparence; le malade voit sensiblement mieux et même déjà assez pour distinguer les aiguilles d'une montre. Le strabisme a cessé. L'œil et la paupière exécutent tous leurs mouvements. Il n'existe plus de larmoiement.

Le malade sort bien guéri le 19 décembre suivant.

Si l'on excepte l'incision de Celse et la ligature de Fabrice de Hilden, ce procédé, à coup sûr, est le plus simple et le plus facile de ceux qui ont été employés jusqu'ici contre le symblépharon. Mais, comme on le sait, l'incision n'a jamais réussi dans les cas de cette nature, et la ligature n'a très-probablement pas trouvé une seconde application. Si j'ajoute que la guérison a été obtenue en treize jours, sans interposition d'aucune pommade ni d'aucun corps étranger; que, bien que l'œil ait été en quelque sorte complètement abandonné à lui-même, elle n'a paru douteuse à aucun moment; qu'elle s'est accomplie sans autre accident qu'une inflammation des plus modérées; que la cornée promet de reprendre sa transparence, on conviendra que ce n'est pas sans fondement qu'on peut espérer que le procédé qui m'a servi à obtenir ce succès fournira une ressource précieuse contre l'une des affections les plus rebelles que l'art ait rencontrées jusqu'ici (*b*).

Je passe maintenant à un autre fait. J'aurais peut-être

(*b*) On remarquera sans doute la singulière analogie qui existe entre le procédé que M. le professeur Laugier a employé pour guérir un symblépharon dû commencer par lui, car il remonte à plus de seize ans déjà, et je dois même convenir que c'est à lui que je dois les premières idées de la méthode que j'expose en ce moment. Mais, comme il se rattache à une affection de la bouche et que je dois m'occuper ensuite de celles qui siégent

et qu'il vient de communiquer à l'Institut (1), et celui que je viens de décrire dans cette observation.

Cette analogie n'est-elle que l'effet d'un simple hasard, ou n'aurait-elle pas une tout autre origine ?

M. le professeur Laugier est assez riche de son propre fonds pour n'avoir pas beaucoup à perdre en me permettant de revendiquer ici la part qui me revient dans son procédé, et je compte bien qu'il comprendra qu'en bornant cette réclamation aux proportions d'une simple note, j'ai dû céder à de tout autres sentiments qu'à ceux qu'auraient pu me dicter le droit et la justice seulement.

Je veux donc me borner à exposer les faits tels qu'il se sont passés, laissant à d'autres le soin d'apprécier cette réclamation.

J'ai opéré mon malade atteint de symblépharon dans le mois de novembre 1854, et j'ai présenté son observation à la société de chirurgie de Paris, au commencement de 1855.

M. Laugier a opéré le sien par un procédé semblable, le 11 octobre 1855 seulement.

Maintenant, pourquoi M. Laugier a-t-il employé mon procédé chez sa malade ? Je regrette qu'il me mette dans la nécessité de lui en rappeler la cause, mais la voici :

Me trouvant à l'Hôtel-Dieu de Paris le 6 octobre 1855, et accompagnant M. Laugier dans la salle Saint-Charles, il me fit voir une jeune femme atteinte de symblépharon, en ajoutant qu'il allait l'opérer de cette affection. Désireux de connaître le procédé qui avait ses préférences, il me répondit qu'il allait employer la division des adhérences, puis qu'il tâcherait d'en prévenir le retour par l'interposition *d'un œil artificiel*. Cet œil en effet lui fut apporté en ma présence et peu de temps après.

Ce fut alors que je lui fis part du résultat avantageux que j'avais obtenu par mon procédé, et que je lui communiquai même les autres procédés que j'avais dirigés contre les brides et les cicatrices unissantes.

Ce résultat parut le frapper, car aussitôt il dit qu'il renonçait à celui qu'il avait le projet d'employer, et qu'il recourrait à celui que je lui indiquais. Il

(1) *Compte-rendu de l'Acad. des Sciences*. Décembre 1855.

au méat de l'urètre et aux extrémités, je le laisse au rang que sa position anatomique semble lui assigner.

ajouta toutefois qu'il le modifierait pour l'approprier au cas de double adhérence que présentait le symblépharon de sa malade.

Voici les faits tels qu'ils se sont passés.

Maintenant, comme chacun le sait par la note qu'il a présentée à l'Institut, ce ne fut que le 11 octobre seulement que M. Laugier opéra cette malade, et qu'il eut recours au procédé qu'il fait connaître dans les termes suivants :

« L'opération que je viens de mettre en usage, non seulement est très-simple, mais elle convient au symblépharon *dans tous les cas*. Son principe est de mettre en contact le globe oculaire séparé des brides cicatricielles avec la face muqueuse et non saignante de lambeaux formés de ces mêmes brides, adhérents par leur base aux paupières, en les renversant en dedans *vers le sinus de la conjonctive, où les maintiennent dans cette position des anses de fil dont les chefs traversent les paupières de dedans en dehors et sont noués en dehors sur un petit rouleau de diachylon gommé.* »

Sans rechercher si ce procédé est applicable *à tous les cas de symblépharon*, même à ceux qui ressemblent à celui que je viens de rapporter ; sans rechercher non plus si, comme le croit M. Debout (1), le *renversement des lambeaux*, au lieu du simple glissement que j'ai employé pour en former une cicatrice isolante au fond du sinus de la conjonctive; sans rechercher, disais-je, si ce renversement est semblable ou non au procédé opératoire proposé par M. Didot de Liége pour le traitement des doigts palmés plutôt qu'à celui de Zeller que j'ai cité plus haut, je me borne à revendiquer comme mienne l'idée du *maintien du lambeau au fond du sinus à l'aide d'une anse de fil dont les chefs, après avoir traversé la paupière de dedans en dehors, sont noués en dehors sur un petit rouleau de diachylon gommé.*

On comprendra que j'attache une certaine importance à cette réclamation, puisqu'il est évident que, sans l'emploi de cette anse de fil, M. Laugier n'eût pu fixer ses lambeaux, ni par conséquent recourir à ce procédé. Or, il est constant qu'au moment où il l'employait, et à plus forte raison quand je l'ai employé moi-même, de l'aveu même de M. Laugier, on ne connaissait aucun moyen sûr d'empêcher la reproduction de cette implacable adhérence, « en dépit de cautérisations répétées et de l'interposition de plaques d'ivoire ou *d'un œil artificiel* entre les paupières et l'œil, car ces organes, temporairement devenus libres, sont bientôt aussi intimement unis qu'avant l'opération (2). »

(1) Bullet. de thérap., N° du 30 décembre 1855, p. 550.

(2) Note communiquée par M. Laugier à l'*Union médicale*, p. 611 du N° 152 de 1855.

OBS. VI. — OBLITÉRATION INCOMPLÈTE DE LA BOUCHE — DOUBLE OPÉRATION PAR LA MÉTHODE ANCIENNE SANS SUCCÈS — FORMATION D'UNE NOUVELLE COMMISSURE — GUÉRISON RAPIDE.

A la suite d'une syphilis constitutionnelle qui a motivé plusieurs traitements dont aucun n'a réussi, B*** F*** fut atteinte, vers l'âge de 33 ans, d'ulcères rebelles qui envahirent successivement toute la circonférence des lèvres. A mesure, dit-elle, qu'un point nouveau se prenait, l'ancien guérissait, mais en se couvrant aussitôt d'une cicatrice dure et violacée qui, après avoir successivement entouré toute l'ouverture de la bouche, finit par la rétrécir notablement. Cette fâcheuse disposition s'accrut bientôt au point de ne lui permettre plus d'avaler d'autres aliments que des potages.

Remarquant avec un vif sentiment d'effroi que cette cruelle affection s'aggravait incessamment, elle se rendit promptement à Paris, entra dans les salles de Blandin où, après un traitement préparatoire, cet habile chirurgien lui agrandit la bouche en l'incisant de chaque côté, et tenta de s'opposer au retour de la réunion par des agrafes d'argent qu'il accrocha sur les angles de ces nouvelles commissures, pour les attirer en dehors et en arrière où elles furent maintenues par un ruban lié sur la nuque. Malgré l'action puissante de ces instruments, une nouvelle coarctation ne tarda pas à reparaître et l'obligea de recourir à une seconde opération semblable à la première. Celle-ci fut plus heureuse, dit-elle : sa bouche finit par s'ouvrir assez largement pour manger avec facilité. Dès lors, persuadée qu'elle était guérie, elle sortit de l'hôpital, mais ce ne fut néanmoins qu'après un séjour de six mois passés dans le service de Blandin.

Malheureusement sa joie fut de courte durée. Peu après son retour à Reims, sa bouche se rétrécit de nouveau, et presque en même temps des chancres reparurent près des commissures. Un officier de santé les cautérisa souvent, et bientôt les lèvres se resserrèrent si fortement, qu'elle fut réduite pour toute nourriture aux seuls aliments liquides. Ce motif la décida d'entrer à l'Hôtel-Dieu de Reims, où je la trouvai le 24 mars 1839, dans l'état suivant :

Cette pauvre femme est fort maigre, son teint est pâle ; sa bouche n'offre plus qu'une ouverture transversale de huit lignes, et elle est entourée d'un tissu inodulaire fort dur, inextensible, et qui semble constitué par un corps cartilagineux, tant il reste inerte au milieu du jeu de sa physionomie et des vains efforts qu'elle fait pour entr'ouvrir les lèvres ou pour parler. La commissure gauche est réunie dans une étendue de près de six lignes, celle de droite, de trois seulement. Mais celle-ci est en outre entamée par un ulcère serpigineux, dont le fond est grisâtre, les bords irréguliers, coupés à pic et entourés d'une auréole violacée. Tourmentée par une faim dévorante, cette malheureuse ne peut la satisfaire que fort incomplètement par des bouillies ou des potages très-ténus. Ne pouvant non plus même saisir le bord d'un verre avec ses lèvres, elle se trouve dans la nécessité d'apaiser sa soif en buvant avec un chalumeau de paille. Cette infirmité l'inquiète et l'attriste beaucoup, et elle désire vivement d'en être délivrée. Ne rencontrant aucun obstacle sérieux qui s'oppose à sa demande, je me décide à la satisfaire de suite et l'opère dès le lendemain de la manière suivante :

Sa tête étant solidement maintenue par un aide, je saisis entre les mors étroits d'une pince à pansement toute la longueur de la cicatrice unissante située près de la commissure gauche; je pratique aussitôt au-dessus et au-dessous des branches de cette pince qui me servent de guide, deux incisions parallèles dans la direction du bord des lèvres et les prolonge un peu au-delà du siége normal de leur angle de réunion. Saisissant alors le lambeau qui en résulte entre le pouce et l'index de la main gauche, j'isole sa racine de la joue voisine, par une coupe semi-circulaire à concavité antérieure, en ayant soin de respecter la muqueuse qui tapisse sa face interne et de la disséquer avec précaution pour l'isoler dans une certaine étendue du reste du lambeau dont je retranche ensuite l'excédant. Ayant ainsi réduit le lambeau à l'épaisseur de la muqueuse, j'attire celle-ci au-dehors, l'applique exactement sur l'excavation semi-circulaire, puis la réunis à la peau de la joue par un point de suture, afin d'en former une nouvelle commissure isolante.

Cette opération rapide et à peine sanglante une fois terminée, je couvre les plaies par un simple chef de fronde et engage la malade à passer souvent la langue entre elles. Elle peut aussitôt ouvrir largement la bouche, manger à son appétit et boire avec facilité.

Quatre jours après, la muqueuse est réunie à la peau de la joue, la commissure se trouve rétablie et le point de suture enlevé. Les plaies des lèvres se cicatrisent bientôt isolément et sans montrer de tendance à la réunion ni au retrait. La guérison est complète le dix-septième jour, du moins en ce qui concerne l'opération.

Le procédé ancien avait été employé déjà deux fois sans succès, et offrait par conséquent bien peu de chance de réussir une troisième. La dureté de la cicatrice et les adhérences internes qui l'unissaient à la muqueuse, elle-même rugueuse et friable, rendaient en outre celui de Dieffenbach, le seul connu alors, tout-à-fait inapplicable, tandis qu'au contraire celui que j'ai adopté a permis à la malade de satisfaire à l'instant l'impérieux besoin qui la tourmentait, a été suivi d'une prompte guérison et l'a prémunie contre toute chance de récidive.

J'attache une grande importance à l'idée qui m'a inspiré ce procédé, parce que c'est d'elle en effet que datent mes premiers travaux sur le traitement des cicatrices vicieuses (1839). Nul procédé connu d'ailleurs n'était plus simple ni d'une exécution plus facile ; mais surtout, en me déterminant à utiliser le lambeau cicatriciel pour en former une commissure isolante, il me conduisait tout naturellement à recourir au moyen le plus efficace d'assurer la guérison et de prévenir la récidive.

J'ajouterai que c'est cette même idée qui m'est revenue à l'esprit en présence de l'enfant dont je rapporterai bientôt l'observation, en voyant ses cinq doigts réunis entre eux ; que c'est elle qui m'a également suggéré les procédés que j'ai employés contre le symblépharon et contre le rétrécissement du méat urinaire, de même qu'elle me suggérerait des procédés semblables dans tous les cas de cicatrices unissantes. En effet, ainsi que je l'ai déjà établi, dès qu'un procédé s'applique à une variété, il s'applique également à tous les groupes que celle-ci renferme. On pourra facilement s'en convaincre en comparant entre elles les observations suivantes qui offrent des exemples frappants de cette corrélation.

OBS. VII. — ÉTROITESSE DU MÉAT URINAIRE, ACCRUE PAR LA PRÉSENCE D'UNE CICATRICE UNISSANTE SUCCÉDANT A UNE INCISION FAITE POUR Y REMÉDIER — FORMATION D'UN LAMBEAU INFÉRIEUR, REPLIÉ SUR LUI-MÊME ET RÉUNI PAR SUTURE APRÈS AVIVEMENT — PROMPTE GUÉRISON SUIVIE DE L'ÉLARGISSEMENT DU MÉAT.

Fischm...... Antoine, 44 ans, tisseur, bien constitué, entre à l'Hôtel-Dieu de Reims, salle Saint-Côme, 13, le 10 octobre 1855, pour se faire soigner d'un rétrécissement de l'urètre consécutif à trois anciennes blennorrhagies.

Ce rétrécissement, situé à 14 centimètres, est tel que les bougies les plus fines peuvent à grand'peine le traverser. Cependant, en moins de quelques minutes, je parviens, à l'aide d'un procédé qui m'est propre, à faire pénétrer dans la vessie une sonde de Mayor N° 3, mais ce n'est toutefois qu'après avoir agrandi l'entrée du méat par une incision inférieure longue de plus de trois millimètres. Cette incision, malgré les soins que je prends chaque jour de détruire les adhérences qui s'y forment, ne tarde pas toutefois à se réunir, et au bout de cinq ou six jours, une cicatrice dure et résistante rétrécit le méat encore plus qu'il n'était auparavant. Le passage des sondes ne peut plus s'effectuer, et me met ainsi dans la nécessité de le dilater de nouveau pour continuer le traitement commencé.

Je procède à cette nouvelle dilatation le 24 octobre de la manière suivante : j'introduis l'un des mors d'une pince à disséquer à travers le méat dans l'intérieur de l'urètre, tandis que de l'autre je saisis sa paroi externe en comprimant sa commissure inférieure, éloignée en cet endroit de près de 8 millimètres du frein. Je divise aussitôt toute l'épaisseur des parois de l'urètre à l'aide de deux coups de ciseaux donnés sur les parties latérales de la pince, et j'obtiens ainsi un lambeau de 6 à 7 millimètres de longueur, que je replie en dehors sur son pédicule, et dont je réunis l'extrémité libre près du frein à l'aide d'un seul point de suture, mais après toutefois avoir excisé la muqueuse qui en tapisse l'extérieur par un troisième coup de ciseaux.

Cette opération, plus courte à pratiquer qu'à décrire, a été peu douloureuse, fournit peu de sang et agrandit immédiatement la lumière du méat assez largement pour permettre l'introduction du bout du doigt auriculaire. Le prépuce est ramené sur le gland pour tout pansement, et nul autre soin n'est recommandé au malade, sinon d'uriner dans un vase rempli d'eau.

A l'aide de cette simple précaution, le malade n'éprouve aucune douleur pendant la miction; une inflammation adhésive assujettit promptement le lambeau dans sa nouvelle position, et je puis, dès le sixième jour, faire passer librement à travers le méat largement agrandi une sonde Mayor N° 3, dont il continue bientôt à se servir seul. Il réclame alors sa sortie, que je lui accorde le 3 novembre suivant, mais après toutefois m'être bien assuré que sa guérison ne présente plus aucune crainte sous le double rapport de l'élargissement du canal qu'il doit continuer d'entretenir par l'introduction de la sonde, et de l'établissement de la nouvelle commissure.

MM. Ricord et Weber, de Bonn, pourraient à bon droit, semble-t-il, réclamer la priorité du procédé que je viens de décrire. Le premier l'a employé en effet, il y a quelque temps, pour prévenir le rétrécissement de l'urètre après l'amputation de la verge ; le second tout récemment, pour détruire une étroitesse congénitale de l'orifice urétral compliquée de phimosis.

Sans vouloir soulever la plus légère discussion à l'égard du mode d'exécution qui a été appliquée à des cas différents entre eux, ni même faire remarquer qu'elle n'a qu'un rapport indirect avec celle que j'ai employée contre une véritable cicatrice unissante, je n'hésite pas à admettre au contraire que l'idée est la même, et que par conséquent, s'il s'agissait d'en rechercher le véritable auteur, on devrait nécessairement le trouver dans celui qui l'a appliquée le premier.

A ce titre, ce ne serait donc pas à M. Weber que devrait être adjugée la priorité, car M. Ricord avait employé publiquement ce procédé quelque temps avant lui.

Mais est-ce bien à M. Ricord lui-même qu'en revient l'idée première ?

Je me bornerai à faire remarquer que ce procédé est bien le même que celui que j'ai employé il y a plus de dix-sept ans, pour combattre une coarctation de la bouche ; que je l'ai exécuté publiquement aussi dans un grand hôpital, en présence de bon nombre d'élèves et par conséquent longtemps avant que M. Ricord ait songé à l'appliquer. Mais je laisse à décider par d'autres jusqu'à quel point il m'est permis d'en revendiquer l'idée première. Ce qu'il y a de certain pour moi, c'est qu'en employant ce procédé, je n'ai nullement songé à celui de M. Ricord, mais bien à celui que j'avais mis en usage antérieurement.

Quant au moyen si simple et si ingénieux d'éviter les douleurs de la miction après l'opération, en faisant tremper préalablement la verge avant d'uriner dans un vase rempli d'eau, je me plais à reconnaître que l'idée première m'en a été fournie par les cas analogues qu'a fait connaître le professeur Wurtzer.

Si l'on conservait encore quelques doutes d'ailleurs sur la valeur de ce procédé en raison du petit nombre de faits dans lesquels je l'ai employé, j'inviterais à suspendre tout jugement sur son efficacité jusqu'à ce que j'aie rapporté le suivant, qui, à lui seul, en vaut au moins quatre, puisqu'il concerne un sujet placé dans des conditions peu favorables et sur lequel j'ai rétabli quatre commissures simultanément, comme on pourra s'en convaincre par la lecture de l'observation suivante.

OBS. VIII. — UNION LATÉRALE DES CINQ DOIGTS DE LA MAIN DROITE — ISOLEMENT DE LA CICATRICE UNISSANTE — GLISSEMENT DU LAMBEAU JUSQU'AU NIVEAU DE LA RACINE DES DOIGTS — ÉTABLISSEMENT DE NOUVELLES COMMISSURES — GUÉRISON.

Le jeune Pélerin, dont j'ai déjà rapporté une partie de l'histoire (p. 85), était non seulement atteint d'une flexion permanente des quatre derniers doigts de la main droite, mais il offrait en outre une réunion latérale des cinq doigts entre eux. Cette réunion, qui s'étendait depuis leur racine jusqu'au-delà de leur dernière articulation, était produite par une cicatrice dure, résistante, qui avait plus de deux millimètres de largeur et une épaisseur qui égalait à peu près la moitié de celle des doigts. De telle sorte que ceux-ci étaient soudés dans les sept huitièmes de leur longueur, la portion des phalangettes qui supporte les ongles en étant seule exceptée. Je dois rappeler toutefois que, tandis que les quatre derniers doigts sont maintenus fléchis dans la main par des cicatrices trop courtes, le pouce, lui, est resté droit et se trouve collé au côté externe et dorsal de l'indicateur, et que les téguments qui couvrent la main et les doigts sont presque entièrement constitués par un tissu cicatriciel fort mince et peu résistant.

L'opération réclamée par cette infirmité devait nécessairement être complexe : il fallait non seulement redresser les doigts en allongeant les brides, mais encore les isoler les uns des autres. Je négligerai la première manœuvre que j'ai fait connaître, pour ne m'occuper ici que de la seconde.

L'avant-bras et la main étant solidement fixés, comme je l'ai dit, les doigts sont successivement écartés l'un de l'autre par un aide, tandis que je saisis entre les mors d'une pince à disséquer chaque cicatrice unissante dans toute sa longueur. Celle-ci étant convenablement maintenue, je l'isole des doigts voisins jusqu'à leur racine, en l'arasant par deux coupes latérales qui côtoient les bords de la pince, de manière à ménager à chacun des ponts qui en résultent ses adhérences profondes de l'angle des doigts et sa continuité avec la peau des faces palmaire et dorsale qui y confinent. Je cherche pendant l'exécution de ces coupes à conserver aux lambeaux le plus de largeur possible, mais sans dénuder trop fortement les doigts eux-mêmes, ni entamer leurs articulations. Au reste, elles sont à peine achevées, que les doigts se trouvent isolés dans toute leur longueur et peuvent facilement être écartés les uns des autres.

Je dois faire observer maintenant, pour ne rien omettre d'essentiel, qu'il me fallut peu après l'achèvement de ces coupes tendre les doigts pour diviser les brides, et que ce mouvement d'extension, tout-à-fait indépendant de l'opération qui m'occupe, produisit un effet sur lequel je n'avais pas compté : ce fut de déprimer les ponts qui, retenus par leurs adhérences palmaires, semblaient s'enfoncer d'eux-mêmes entre les racines des doigts à mesure que ceux-ci étaient redressés. De telle sorte, qu'une fois qu'ils furent allongés suffisamment, ces ponts avaient glissé assez profondément entre les doigts pour rétablir les commissures dans leur siége normal. Je dois ajouter toutefois, que ce retrait n'eut pas lieu dans celui qui était interposé entre l'indicateur et le pouce, qui conserva au contraire la même longueur et les mêmes rapports qu'avant son isolement.

Ce résultat dut nécessairement modifier le pansement que j'avais projeté d'employer pour maintenir en place ces nouvelles commissures ; ainsi, tandis qu'il suffit, après avoir entouré les quatre derniers doigts d'un linge cératé, de les soutenir dans une extension convenable par l'usage d'une planchette digitée, pour assujettir leurs commissures intermédiaires dans une position naturelle, je dus déprimer celle du pouce par une bandelette de diachylon jetée en sautoir sur un petit tampon de charpie appliqué sur elle.

Bien que délicate et minutieuse, cette opération n'offrit d'ailleurs aucune difficulté sérieuse ; deux petites artérioles furent seules divisées et tordues, et la guérison s'accomplit sans provoquer une seule circonstance qui pût faire naître le doute ni l'incertitude sur elle.

La cicatrisation était achevée dès le 16me jour sur l'auriculaire ; elle se termina le 19me sur l'annulaire, le 30me sur le pouce, et le 38me seulement sur les deux autres doigts. Les commissures furent promptement fixées dans leurs nouveaux rapports et sans offrir ni teinte violacée, ni inflammation, ni suppuration. La première seule, comme je l'ai dit, a réclamé l'emploi temporaire d'une bandelette dépressive, mais elle ne s'en est pas moins bien consolidée dans les meilleurs rapports possibles.

Au moment où j'ai présenté cet enfant à la société médicale, ses membres présents, ainsi que M. Desprez qui m'avait assisté pendant l'opération, ont pu constater que tous les doigts étaient minces, allongés et avaient recouvré leurs formes ordinaires; qu'ils s'étendaient et se fléchissaient volontairement, bien qu'encore incomplètement; que les quatre commissures de nouvelle formation occupaient chacune leur position naturelle, qu'elles étaient blanches, souples et mobiles, qu'elles formaient des sillons de largeur normale, en un mot, qu'on ne pouvait les distinguer des commissures du côté sain que par la présence des cicatrices linéaires qui les unissaient aux doigts et par la forme de la gouttière encore un peu moins régulièrement excavée près de son extrémité dorsale.

En parcourant les nombreux cas de récidive si fréquente après ces opérations, comme l'avait fait observer Delpech, et qui, d'après Chélius, surviendrait même fort longtemps après une guérison apparente, je voulus savoir à quoi m'en tenir sur le résultat définitif de celle-ci. Je visitai donc cet enfant plus de deux ans après l'avoir pratiquée, et voici l'état dans lequel je l'ai trouvé. Je ne rappellerai pas la récidive partielle sur trois points des brides moyennes; j'en ai indiqué la raison, qui n'a aucun rapport avec l'objet dont je m'occupe actuellement. Quant à celui-ci, voici ce qu'il m'a présenté de remarquable : 1° les cinq doigts sont isolés dans toute leur longueur; 2° toutes les commissures se sont maintenues dans les rapports où je les avais placées dès le début; 3° enfin, le tissu cicatriciel employé pour les reconstituer a recouvré de la souplesse, de la mobilité et un aspect qui ressemblent presque complètement à ceux des téguments naturels.

Je crois maintenant pouvoir conclure des faits qui précèdent, qu'il y a grand avantage à conserver le tissu inodulaire toutes les fois qu'on peut, à l'aide de coupes convenables, l'utiliser et l'approprier à la restauration des cicatrices vicieuses.

On peut le conserver, parce que ses propriétés, son degré de solidité, les coupes qu'il supporte, le faible dégré d'inflammation qu'il subit, les adhérences qu'il contracte, permettent de l'utiliser dans la restauration des cicatrices.

On peut l'utiliser, parce qu'il se prête aux exigences principales de ces restaurations, notamment dans les cas suivants :

1° Dans les cicatrices trop courtes, parce qu'à l'aide de coupes ondulées, on parvient aisément, par son extension, à proportionner son allongement aux besoins les plus exigeants ; que cet allongement prévient l'écartement des coupes, rapproche les lèvres, favorise leur réunion immédiate, circonstances qui éloignent toutes chances de récidive ;

2° Dans les cicatrices adhérentes par leur face profonde, parce qu'à l'aide de coupes sous-cutanées, il est facile de l'isoler de ses adhérences profondes, et ensuite, de le mobiliser, de l'entraîner et de l'assujettir dans une position convenable, jusqu'à ce qu'il y ait contracté de nouvelles adhérences qui préviennent le retour de toute difformité ;

3° Dans les cicatrices unissantes, parce qu'à l'aide de coupes latérales, on peut l'isoler des parties voisines, en faire un lambeau qu'on fait glisser et qu'on greffe ensuite dans le lieu convenable, où il se transforme bientôt en une nouvelle commissure, dont la présence suffit pour prévenir toute tendance au retour de l'agglutination.

Ces motifs me paraissent suffire pour trancher la question de savoir s'il y a avantage ou non de conserver le tissu inodulaire dans la restauration des cicatrices. Cependant, ils ne sont pas les seuls.

Si l'on réfléchit en effet qu'il constitue un tégument tout fait, que sa conservation diminue proportionnellement l'étendue de la plaie, et, par conséquent, la durée, les douleurs et les dangers de l'opération ; que sa présence équivaut déjà à une guérison partielle, qu'elle abrège ses longueurs, qu'elle prémunit contre toute récidive, on sera invinciblement porté à l'adopter comme principe général, surtout en tenant compte des observations que j'ai rapportées dans ce travail et qui prouvent qu'avec le temps il peut acquérir la souplesse, la mobilité, la couleur et même l'aspect des téguments communs.

J'irai plus loin, et j'ajouterai que, dans quelques cas, il est non seulement avantageux, mais qu'il est même nécessaire de le conserver. Ainsi, lorsque les téguments sains manquent autour d'une cicatrice qu'on veut restaurer, et qu'il est indispensable d'en trouver pour combler un vide ou pour obtenir une réunion immédiate, on est bien forcé de l'employer lui-même. Or, il est bon qu'on le sache, on peut y recourir hardiment en semblable occurrence, pourvu qu'on suive les règles que j'ai tracées ; on peut même l'utiliser avec confiance, soit qu'on soit obligé de disséquer ses lèvres pour les allonger et les maintenir en contact, soit qu'on soit dans la nécessité d'en faire des lambeaux autoplastiques pour combler les vides produits par un écartement ou laissés par une excision.

BIBLIOTHÈQUE IMPÉRIALE IMPR.

FIN.

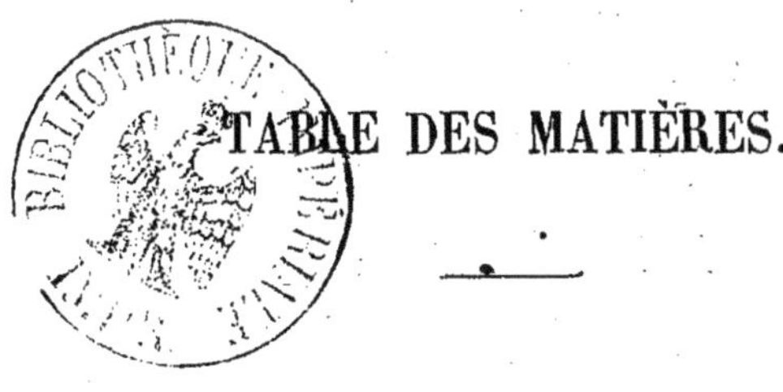

TABLE DES MATIÈRES.

PREMIÈRE PARTIE.

DES CICATRICES VICIEUSES, EN GÉNÉRAL.

BIBLIOTHÈQUE IMPÉRIALE IMPR.

FIN DE LA TABLE DES MATIÈRES.

REIMS, IMP. DE E. LUTON.

www.ingramcontent.com/pod-product-compliance
Ingram Content Group UK Ltd.
Pitfield, Milton Keynes, MK11 3LW, UK
UKHW022027170726
13837UKWH00001B/450